幸福
文化

身心療癒瑜伽師
王羽暄——著

3分鐘鬆鬆筋膜解痛伸展

自序

身體的每一個訊息，都是靈魂的覺醒！

不知道親愛的你，是不是也曾有這樣的感受？明明自己已經很努力了，但現實跟身體的健康和體力，還是不停的衰退。其實我們無法知道，為何總是感到身心疲累，但歸咎其原因其實就是：你的眼裡沒有光了！

我們的年紀一但過了三十歲的門檻，焦慮跟無力感經常會隨著生活壓力，四面八方襲擊而來。例如每逢過年過節，聽到的總是：

結婚了嗎？生孩子了嗎？

跟公婆的關係好嗎？

工作是否達到的期望的目標了？

未來，還有什麼發展的可能？

Preface
自序

身體出現的林林總總小毛病，是不是也常困擾著你？

免疫力下降，總是讓你反覆的感冒？過敏也一天到晚來報到？
長期的失眠，導致白天注意力不集中，不是昏昏欲睡就是記憶力衰退？
熬夜或是失眠，造成落髮嚴重、精神不濟？
脖子、肩膀、腰背、膝蓋……身體不管哪裡，都是這痛那痛。

這些日常已經習慣的傷痛，其實正如實地記錄著，我們是如何地對待自己身心的。「身體」往往是生命的入口，也是靈魂的歸屬；身體是可見的靈魂，而靈魂是不可見的身體。「身心合一」不再只是口號，而是需要努力實踐的，只有勇敢誠實地面對自己，才能真正的解決身體的痛和心靈的傷。

所以一開始，我教學上較著重於皮拉提斯和瑜伽，教導學生們認識自己的身體結構，從我最初的著作《拉筋瑜伽物語》可見端倪。而後，我接觸了芳療，藉由香氣提斯連結身與心，後來進入靈光學的世界，我最大的收穫就是：學會了「找回我自己」，原來，回到自己是我們此生最大的功課。

最近這十年的教學，我開始注重脈輪系統與筋膜系統，也不斷進修，前往香港學習 ATiM 筋膜整體懸吊系統，而後，更是結合七大脈輪，在台灣教學授課。因為我發現，「筋膜系統」和「脈輪系統」，其實正是身心整合的連結器。原來所有的一切解答都在我們自己的身上，包含痛楚的根源也是，要解決一切問題，都得從開啟自身的脈輪覺知開始。只有覺知你的內心，才知道身體為什麼疼痛。

美國紐約大學教授約翰．薩諾利博士，經過二十幾年的研究結果發現，九十五%的慢性疼痛都是來自於心理。我們的大腦很聰明，可以說服自己、自欺欺人，但是身體是不會騙人的，不舒服就是不舒服，我們直接就可以感受到，與其停留在大腦，不如直接傳送到身體。

人體本來就有一套自我療癒系統，但是為什麼會失靈、當機呢？最主要的原因就是：你混亂了。現代人花了太多的時間盯著電腦與手機，開著這些電子產品時，我們關注著外在的一舉一動，但當你關上手機，從螢幕中看到的將會是自己，你一天中有多少時間是真正的看向自己、回到自己的呢？

我不只是一個瑜伽老師，我是一個導遊、一個分享者，想透過自己生命的經歷來與大家分享。原來身體的痛都來自於心靈的傷，說起「自愛」和「解痛」，就讓我們一起從回到自己身上開始，從覺醒的活著開始！

羽暄 @Taipei

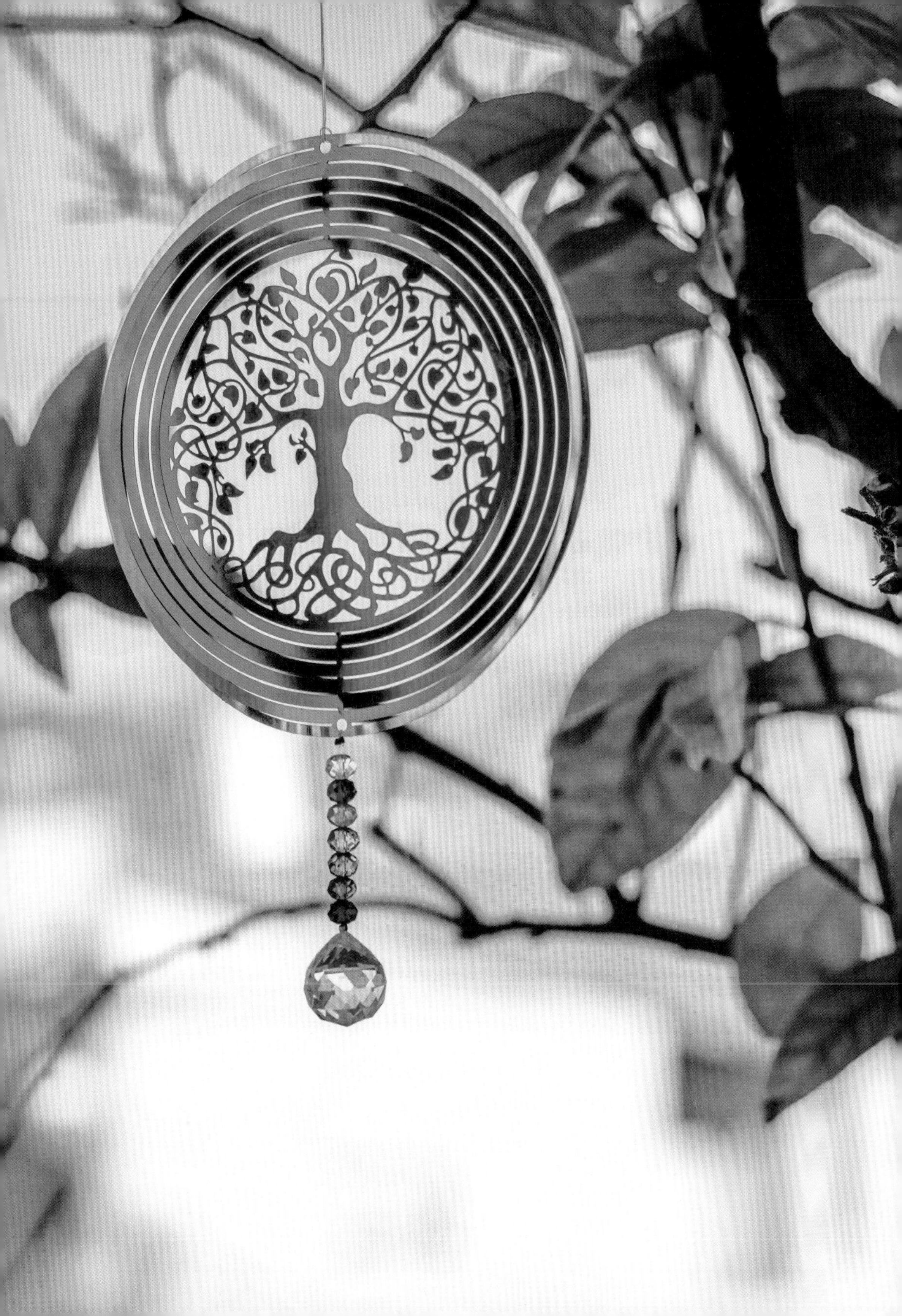

目錄 contents

自序・身體的每一個訊息，都是靈魂的覺醒！…… 002

Part 01 面對身體的疼痛

01・當身體出現疼痛訊號 016
02・身體最常出現的5大疼痛部位 018
03・為什麼身體會經常產生疼痛？ 024
04・只要「正姿勢」，百病自然消 028
05・從現在開始學習正姿勢 032
06・關於正確睡姿 Sleeping 040
07・脈輪與身心情緒的平衡 045
08・人體大腦與芳香療法 048
09・筋膜，人體內部的高速公路 052

Part

02

頂輪、心輪、喉輪的脈輪平衡

頂輪失衡 058

頂輪：按一按先放鬆 060

筋膜鬆一鬆 放鬆頭皮的三個部位肌肉

- 頭部肌肉緊繃、壓力過大 062
- 頭蓋骨按摩練習改善頭部肌肉緊繃、壓力過大 064

眉心輪失衡 066

眉心輪：使用眼球瑜伽先放鬆 070

筋膜鬆一鬆 改善眉心、眼部常見的症狀

- 身體缺氧、發炎 072

《正確的腹式呼吸》改善身體缺氧、發炎 073

●近視加深、乾眼症 074
《打哈欠練習》改善眼睛疲勞、乾眼症 075
●3C眼疲勞 076
《掌心遮眼法》改善3C眼疲勞 077
●憂鬱、失眠 078
《一點凝視法》改善憂鬱、失眠 079
●用眼過度引起的頭痛 080
《看近看遠移動法》幫助左右腦平衡，使大腦放鬆 081

喉輪失衡

喉輪：使用筋膜球先放鬆 082
筋膜鬆一鬆 改善肩頸部常見的症狀 084
●肩頸僵硬、痠痛 088
《伸展肩頸的毛巾操》改善肩頸僵硬、痠痛 089
●頸椎後側痠痛 092
《捲骨盆往上》改善頸椎後側痠痛 093
●偏頭痛 096

《躺姿拉拉頭》改善偏頭痛 097
● 頸椎椎間盤突出 100
《躺姿抱頭》改善頸椎椎間盤突出 101
【COLUMN】3C族群容易發生的痠痛和原因 104
【COLUMN】上班族要留意！使用電腦時的正確坐姿 106

心輪失衡 108

心輪：使用筋膜球先放鬆 110

筋膜鬆一鬆 改善胸部常見的症狀

● 呼吸不順、胸悶 112
《站姿左右轉》改善呼吸不順、胸悶 113
● 手腳冰冷、麻木 116
《跪姿伸展》改善手腳冰冷、麻木 117

筋膜鬆一鬆 改善手臂常見的症狀

● 手腕疼痛、腕隧道症候群 120
《左右手臂轉一轉》改善手腕疼痛、腕隧道症候群 121

●媽媽手、網球肘 124
《拉拉腋下轉轉手》改善媽媽手、網球肘 125

筋膜鬆一鬆 改善上背部常見的症狀 126

●五十肩、背痛、肩膀僵硬 127
《躺姿肩膀轉一轉》改善五十肩、背痛、肩膀僵硬 130

●脊椎側彎 131
《身體滾球滾一滾》改善脊椎側彎 134

【COLUMN】日常生活避免脊椎側彎的方法 134

Part 03

上腹輪、下腹輪、海底輪的脈輪平衡

上腹輪失衡 138
上腹輪：使用筋膜球先放鬆 140

筋膜鬆一鬆　改善身體腹腔常見的症狀
‧消化不良／胃凸 142
《跪姿捲骨盆》改善消化不良、胃凸 143
‧腹瀉、腸躁症 146
《訓練左右腦平衡》改善腹瀉、腸躁症 147
‧便祕 148
《螺旋開合123》改善便祕 149
‧啤酒肚、小腹婆 152
《上下拉提捲捲》改善啤酒肚、小腹婆 153
‧產後骨盆縮小、骨盆回正 156
《骨盆回正運動》改善骨盆鬆弛 157

下腹輪失衡 160
下腹輪：使用筋膜球先放鬆 162

筋膜鬆一鬆　改善腰部常見的症狀
‧腰酸背痛 164
《貓式伸展》改善腰酸背痛 165

筋膜鬆一鬆 改善骨盆常見的症狀
● 女性經前症候群 168
《骨盆前後捲》緩解經前症候群 169
● 坐骨神經痛 172
《臀部拉一拉》緩解坐骨神經痛 173
● 骨盆歪斜、經痛 176
《小球左右滾》緩解骨盆歪斜、經痛 177

海底輪失衡 180
海底輪：使用筋膜球先放鬆 182

筋膜鬆一鬆 改善腿部常見的症狀
● O型腿、外八 184
《腿型矯正膝蓋碰一碰》改善O型腿、外八 185
● X型腿、內八 188
《青蛙趴趴不內八》改善X型腿、內八 189
● 小腿痠痛 192
《美腿拉一拉去痠痛》改善小腿痠痛 193

足底筋膜炎 196
《前後腳拉一拉》改善足底筋膜炎 197
膝蓋痛 200
《轉動髖關節》改善膝蓋痛 201

Part 04

身體是靈魂的殿堂

一早睡醒時請試著這樣做 206
晚間睡覺前請試著這樣做 208
中午吃飽後請試著這樣做 210
上班時感到肩頸痠痛請試著這樣做 214
雙腳水腫、腫脹時請試著這樣做 218
經前症候群：腰痠、頭痛時請試著這樣做 222
眼睛痠、頭痛時請試著這樣做 226
刷牙刷出美腿與蜜桃臀 230
把每一天的打掃都當作在練瑜伽吧！ 232
衣服晾一晾，肩頸鬆一鬆 233

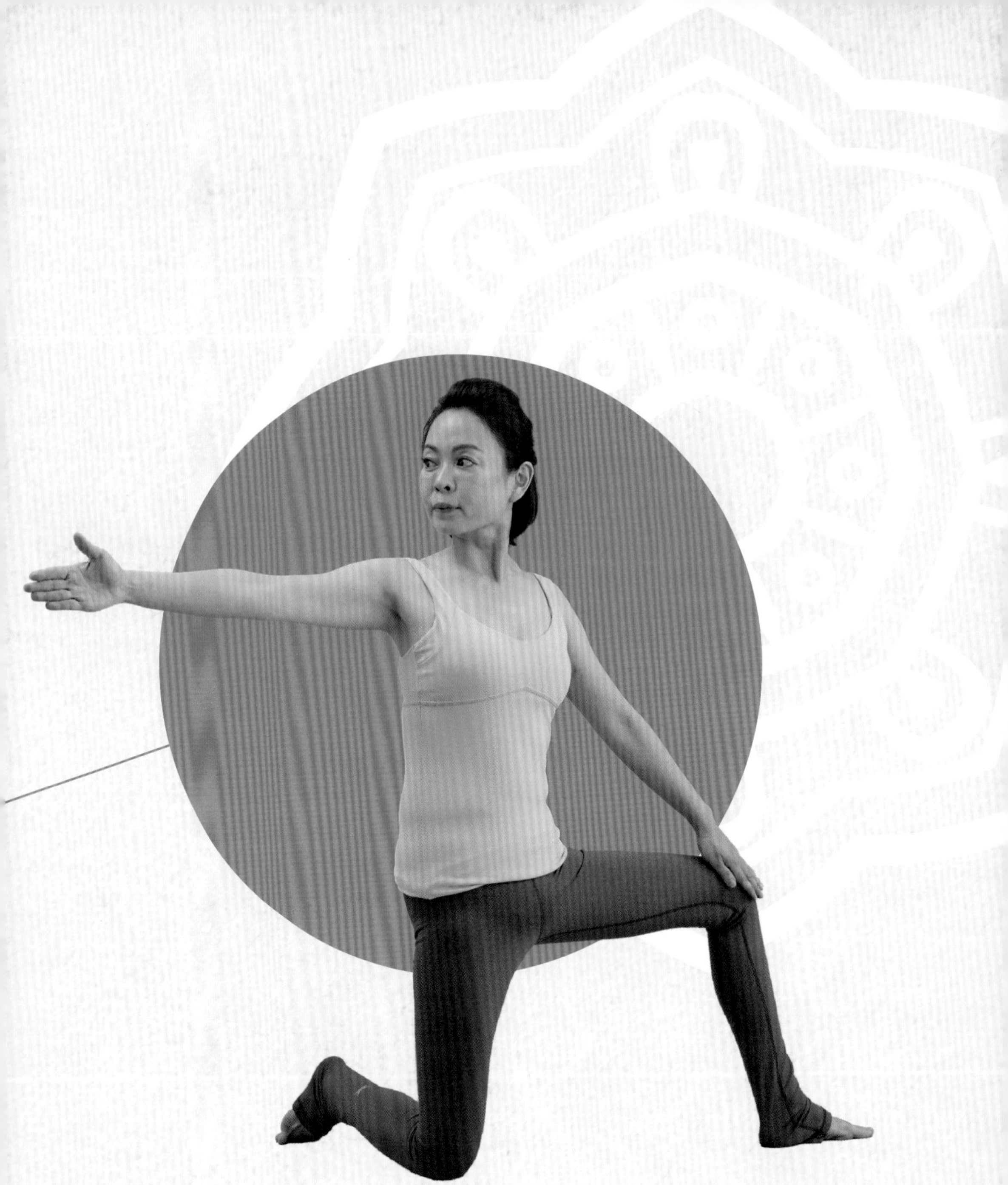

Part 01

面對
身體的疼痛

當身體出現疼痛警告，
是傳遞給我們的訊息！

01 當身體出現疼痛訊號

身體的痛，是心靈的傷……。

無論你現在處在什麼樣的年紀，在那些我們還沒察覺與療癒的傷痛面前，你永遠只是你自己的一個孩子。「過去就是現在」這句話到底是什麼意思呢？曾經我們所有經歷與發生的感受和覺知，都會儲存在我們的潛意識裡、身體裡。不同的人對同一件事件都會有不一樣的感受跟理解，因為每個人曾都有過去，這樣的過去會影響著我們的現在。

我們的身體是一個無私的連結器，它記錄著我們的過去，承載著我們的現在，準備我們的未來，只是很多時候大腦把我們的感受分

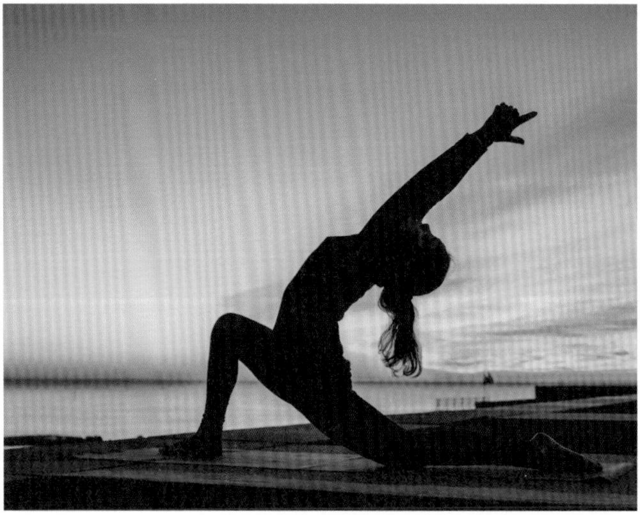

裂了，我們習慣的都只接受「好」的部分，消除或壓抑「不好的」部分，我們只接受快樂的感覺，卻排斥著痛的覺受。這時候大腦跟身體就會產生一場劇烈的拔河比賽，身體要保有我們的整體性，而大腦卻只記住我們想記住的，對所有痛的感受，都想要徹底的消滅。在我們的生命旅程中，若只是聽大腦的指揮，而忽略了身體的聲音，那麼我們的人生就會好像被切一半一樣，是不完整的，這時候身心開始失衡，累積下來疾病就發生了。

當身體出現疼痛訊號，是身體給我們的訊息，告訴我們該把注意力回到自己的身心上。疼痛是一種神經系統發出的感覺，目的是要警告我們體內正有些地方已經失去平衡，需要把對外的關注力回到自己的身上，與自己各個不同的部位重新連結。

受傷身體就會出現疼痛，身體會透過某些部位出現疼痛來判定疼痛的部位是否受傷了，但身體中有些部位是沒有神經系統，所以即使受傷了我們也無法去感覺這個疼痛，好比是我們的肝臟，肝臟最初受傷的時候是不會有疼痛感的，但是會影響到我們的肩膀，會發生肩部疼痛的情形，若我們可以早知道這些身體給的訊息，那麼我們就可以避免很多疾病的發生。

疼痛的來源大概會來自於身心的疲勞與心理壓力。外在的緊繃會造成我們肌肉的僵硬，而內在的緊繃就會讓我們感受到不舒服，好比是莫名背痛、消化不良、失眠等等，累積下來又是回到身體肌肉的僵硬，這樣的一個無限迴圈的輪迴，若要找到根源，我們就必須重回到自己的內在，從「心」找起。

02

身體最常出現的5大疼痛部位

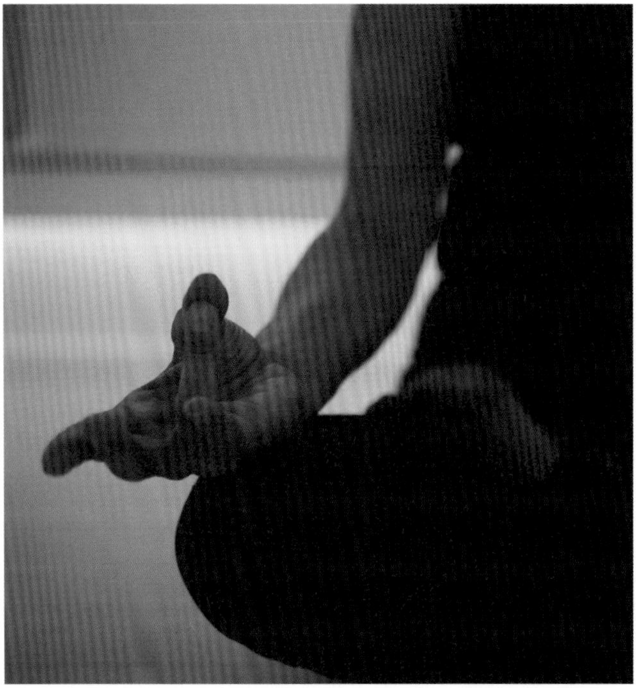

瑜伽哲學告訴我們，人體就像一個小宇宙，與外在的這個大宇宙相互的連結，這樣的宇宙在人體裡，我們個體在宇宙裡，這兩者間是一個整體無法分割，中醫強調「陰陽平衡」，從整體的角度來看待健康，真正的健康是身心靈三者之間都達到應有的平衡，身心失衡也是疼痛發生的主要因素；以下是從頭到腳我們最常出現5大疼痛的部位。

01——頭痛

壓力太大是引發頭痛的主要原因。幾乎每個人都有頭痛的經驗，導致頭痛出現的原因有很多，比如腦外傷、中風、動脈硬化、高血壓、鼻炎等等。頭痛的表現方式也有很多，比如脹痛、撕裂性疼痛、悶痛等等，甚至還會伴隨著頭暈和噁心嘔吐。

大部分遇到頭痛的時候，都會吃個止痛藥來舒緩，往往忘記去找到造成頭痛的根源，千萬不要輕易地忽視頭痛要帶給我們的訊息。

處方

不要把工作安排得太滿，給自己一點私人時間，適當放鬆一下，不僅能夠緩解疼痛，還能夠提高工作效率。

心靈要給你的訊息

當你過度害怕失敗、被小事困擾時都會出現這種症狀。

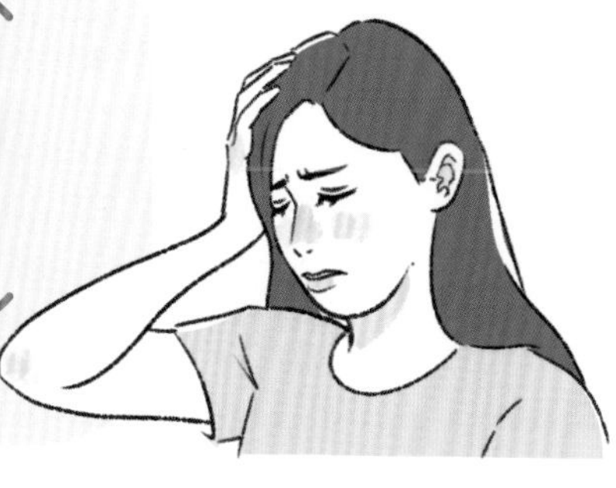

02 上背痛

造成上背痛的原因比較多，除了肌肉僵硬緊繃、背部軟組織疾病、胸背筋肌膜炎等等，若是胸腔內的臟器出現了問題也都會伴隨著上背痛的發生。

左上背長期痛容易發生的的疾病是心臟病、心肌梗塞等，若是右上背長期痛則容易會有肺炎、支氣管炎等呼吸系統的疾病，所以當你維持疼痛的時間比較長，不要忘了還是儘早去醫院做檢查。

處方

打開你的心，多和人交流，不要總是生活在自己的世界裡，迴避自己真實的感受。

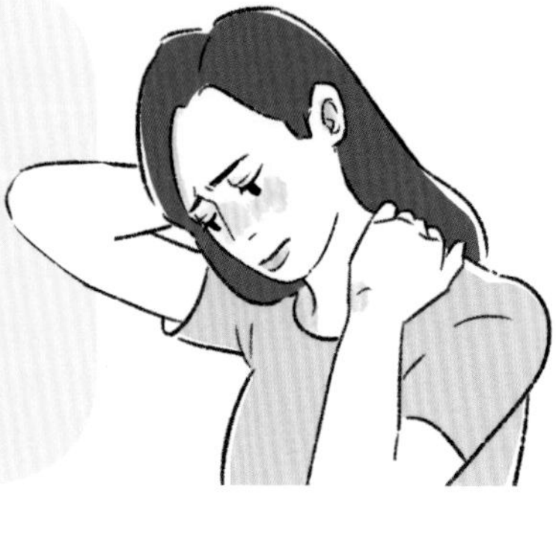

心靈要給你的訊息

把所有的壓力都隱藏起來，缺乏感情支撐，感覺自己得不到愛和別人的欣賞時，背部會給你訊號。

03 — 肩頸痛

現在的生活型態，電子產品充斥在我們的日常生活中，肩頸痛幾乎已經是現代人的「標配」，頸部一直處在緊繃的狀態，久而久之就會引起頸椎病，輕微者在脖子與肩膀周圍會有酸、痛、脹，嚴重的話更會造成手麻、頭暈甚至心悸的情形，從肩頸延伸到手臂外側，更是我們的小腸經所經之處，想要真正的解決肩頸問題同時也不要忘記從調養你的腸胃系統開始。

處方

學會分享，並不是所有問題都必須自己面對，尋求別人的幫助，也許能夠更快解決問題。

心靈要給你的訊息

・頸部痛・當你心中充滿怨恨、對別人不滿、無法接受自己的缺點時，身體就會出現這樣的症狀。

・肩膀痛・負擔太重時肩膀會非常疼痛。也許有人給了你壓力，也許你都把不屬於你的責任都攬到自己的身上。

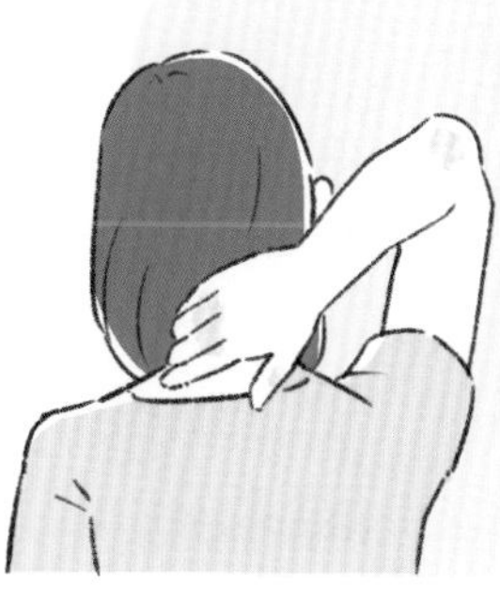

04 腰部、骨盆痛

腰部是支撐我們身體的重要部位，一天中除了睡覺，站立、坐直都需要用到腰部的力量，腰痛的部位可能是一邊也可能是兩邊，有時候會往下延伸到雙腿。造成腰痛的原因除了外傷，也可能是我們的消化系統與泌尿系統的求救信號。長期左下腰痛容易是胰臟癌、腎結石等疾病；若長期右下腰痛會是十二指腸潰瘍、肝炎等；若長期痠痛的部位在腰部到骨盆周圍，容易是我們泌尿系統與生殖系統發出的訊息，易發生的疾病會是尿道炎、尿管結石、輸卵管發炎、子宮外孕等等。

腰部處方

金錢買不到幸福，生命中最美好的東西都是免費的，不要讓自己陷入金錢的恐慌。

臀部處方

改變是生活的自然規律，它並不可怕，反而非常有趣。把生命當成一場令人興奮的冒險，每個變化都值得認真體會。

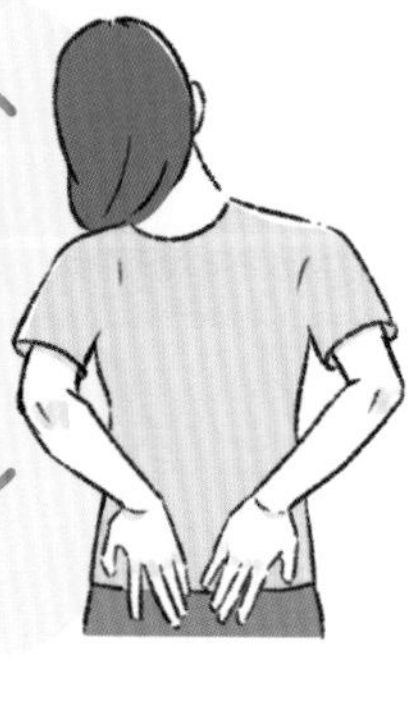

心靈要給你的訊息

・腰部・是不是你對金錢有危機呢？或是周圍的人給了你金錢壓力。

・臀部・不要害怕去改變，讓自己放手去玩一次吧！你可以讓你的生命更精彩。

05——膝蓋痛

膝關節是一個結構複雜、穩定性差的關節，人們常說「人老腿先老」，而腿老就是從膝關節開始的。引起膝蓋痛的原因很多，若不是膝蓋關節本身的病變，例如退化性關節炎／半月軟骨磨損，那大多數的疼痛會是因為骨盆歪斜、不良的姿勢和過度的負荷，讓膝蓋處於在非正常的受力狀態下，就容易造成慢性損傷；膝蓋痛也跟我們的中醫經絡的胃經，所以要改善膝蓋痛的問題，同時也要一起照顧我們的消化系統。

處方

多關注一下周圍的人和事，當別人陷入困境時提供幫助，學著對自己屈服。

（心靈要給你的訊息）

你是不是一個以自我為中心且不關心他人的人呢？

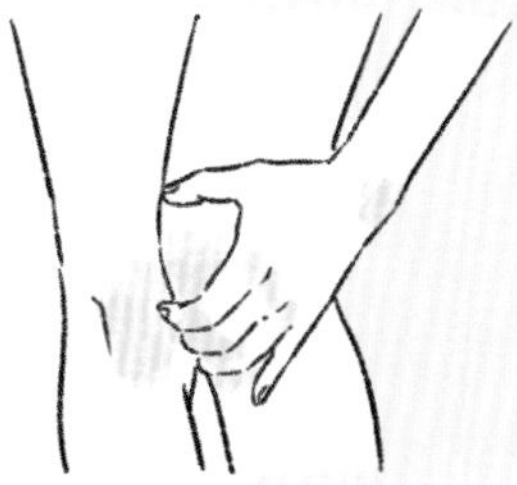

03

為什麼身體會經常產生疼痛？

疼痛的發生原因

身體與生俱來是不會有痠痛的，就像我們就不曾聽過嬰兒或小孩有痠痛的問題發生，會產生疼痛基本上是來自於：

一、骨骼位置歪斜。
二、肌肉與筋膜缺乏彈性。
三、紛亂的大腦／情緒。

疼痛也是身體老化的第一徵兆，痠痛在不同的部位上也會有不同疼痛的顯現。若是肌肉方面的不舒服，通常都是「痠軟」、「無力」；關節或骨骼就容易呈現痛感，壓力與身體的發炎也可能會帶來全身莫名的痠痛。對於疼痛為什麼會發生，我們可以分成以下五大因素。

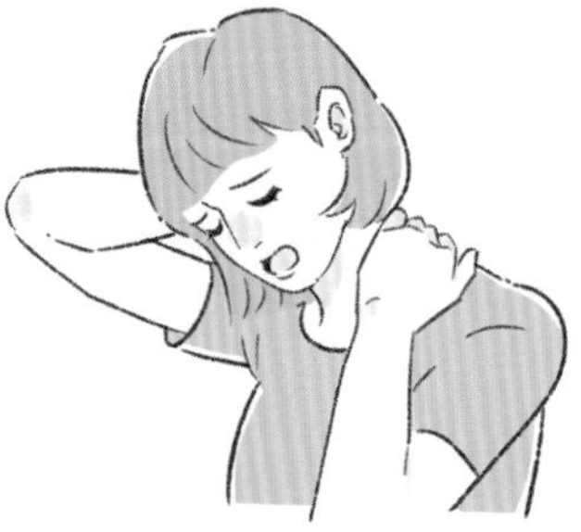

01——姿勢不良

現在的上班族常常都是坐在電腦前，甚至有時候一坐就是一整天，久坐或久站都是姿勢不良的罪魁禍首。長期處在一個相同的姿勢會對頸椎造成壓迫，也因為頸椎四、五、六節的脊神經是支配後上背的肌肉，進而產生肩頸痠痛的問題。

正確的姿勢有良好的排列順序，就不會給骨頭、關節與筋膜過多的壓力和負擔。而不良的姿勢排列，骨盆左右高低不同會造成肩膀高低的現象，若骨盆又有扭轉的狀況，那麼連帶著脊椎也會跟著一起旋轉，當骨骼、筋肉、筋膜沒在正確的排列下，痠痛與疾病就因此產生了。

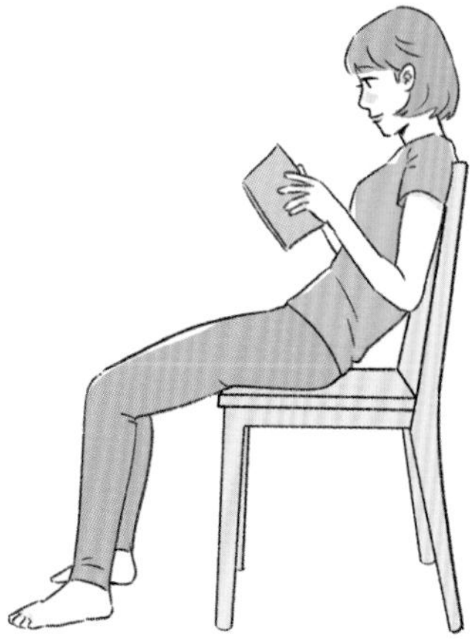

02——筋膜／肌肉僵硬

緊繃的肌肉與缺水的筋膜會帶來疼痛。筋膜系統可以說是身體的第二骨骼，除了骨骼結構，我們必須要靠筋膜來支撐整體的體態。基本上，我們的細胞是由黏液一般的物質黏在一起，而筋膜它無處不在，根據它們在體內的位置，含水度也都不一樣，就像是保鮮膜兼具柔軟度和韌度，它圍繞並穿透每一塊肌肉，覆蓋每一塊骨頭、每一個器官，並包圍每一條神經。

筋膜必須先放鬆，肌肉才能伸展並釋放壓力。訓練筋膜可以幫助與神經系統溝通，告訴它不再需要增加該部位的張力。所以，透過訓練身體某一部位的張力，不但可以解除和釋放身體其他部位的緊繃，同時對大腦也具有平衡的效果。

03—脊椎、骨盆錯位

身體的歪斜可以分為兩種類型，一種是骨盆跟脊椎的歪斜，另一種是雙腿到腳掌的歪斜。人體的骨骼結構就很像是疊疊樂一樣。骨盆位於人體的正中央，須承受上半身軀幹的重量，也得支撐活動度大的雙腿，所以當骨盆歪斜時，脊椎也會因為要維持身體的平衡而產生錯位。

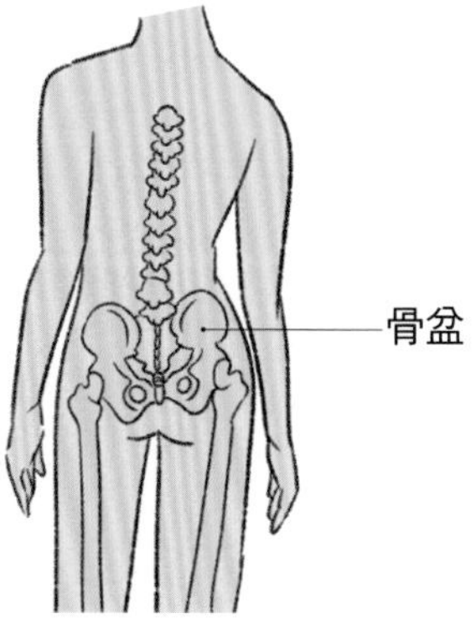

我們每一節的脊椎椎體都扮演著獨特的角色，在脊椎的兩側有著我們的自律神經系統，負責從大腦傳送各種不同的訊息來到身體每一個特定的部位。若脊椎的位置不對，那麼在每個椎體之間的肌肉就會變得緊繃僵硬，痠痛會開始發生，若持續維持這樣，不但會產生椎間盤突出或是長骨刺等脊椎問題，也會影響自律神經的傳導，造成五臟六腑的問題。

04—睡眠不足

人體的活動方式分為兩種，一種是外在的所有肢體活動，另一種是內在的生理活動。從人體系統生理學來看，神經系統主宰著我們身體一切的功能，藉著神經傳導把訊息送到我們的大腦，讓我們可以清楚的知道外在感官的刺激；再透過神經系統來支配肌肉與臟器，做出適當對外的回應，外在的一舉手一投足是我們在有意識地狀態下的活動，而內在的心臟跳動、腸胃蠕動、肺臟的收縮等等這些，是我們不能控制的生理活動。肌肉能量的補充與細胞的修復都是內在的生理活動，這些修復的過程多半都是在人體睡眠的過程中進行，當不夠時間去修補時，身體就會感覺到沉重與疲憊。

05—心理壓力

憂鬱和疼痛有關。身體疼痛是常見的情形，但也是常被忽略的一種憂鬱現象，最常見的症狀有經常性頭痛、背痛、關節痛和腹痛。當我們的大腦與情緒穩定，我們精神與情緒上就不會有多餘的緊張或恐慌，自律神經的運作也會恢復應有的平衡。有時候情緒的緊繃或壓力大，神經越緊張，你有沒有發現在處理的事情也越難做好，我們的身體也是如此，緊繃的情緒會帶來肌肉的緊繃，骨骼因為肌肉的緊繃會失去應有的平衡，身體也就更容易出現疲勞與疼痛。

04

只要「正姿勢」，百病自然消

正姿勢與正知識兩者缺一不可

我們都知道「瑜伽」，不是只有體位法、呼吸法、靜心等而已。瑜伽是協助我們回歸自己身體的一種方式，瑜伽是身體的鍛鍊也是心靈的洗滌。幫助我們培養身體與心靈的力量、平衡與彈性。

透過這樣的練習，我們可以在動靜之間感受與連結自己身體的狀態、開啟內在的覺知，每當我們帶著意識與覺知來過生活，無形中會改變我們的身體位置、情緒狀態與內在的想法，這也是我們常說的身、心、靈三者之間微妙關係。由此可知，正確的姿勢對我們來說是那樣得重要。只要姿勢正自然心情就好，沒痠痛，只要姿勢正，百病自然消。

為了要維持正姿勢，你必須知道的**人體結構的正知識**。

脊椎的構造

骨盆和脊椎的歪斜，是造成痠痛的首要因素。骨盆跟我們蓋房子的根基一樣，而脊椎扮演的是主樑的角色，試想看看，若根基不穩固，主樑是不是也會跟著歪斜，反之，若主樑不正，時間久了是不是我們的根基也會失去應有的穩定與平衡，消除痠痛的基本就是得先讓我們的脊椎與骨盆回正。

我們脊椎由上到下是由7節頸椎＋12節胸椎＋5節腰椎＋薦骨、尾椎，每個椎體之間會有像果凍般的椎間盤，具有緩衝與保護椎體的作用，脊椎一但失去應有的平衡，那我們的肩關節、股關節和膝關節也都會失去應有的平衡。在脊椎旁邊有著脊神經叢，我們的自律神經系統，若脊椎歪斜了，不但身體會出現不同對應的症狀，連心靈也會跟著受影響。

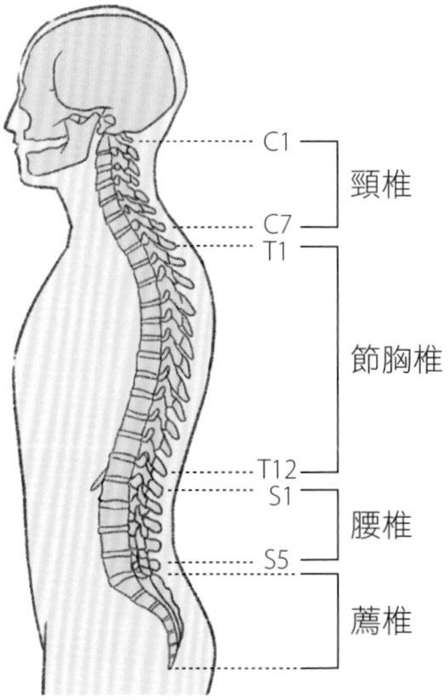

頸椎	對應器官	相關症狀
C1	眼睛、淚腺 腮腺、頭皮 頭顱底 頸部肌肉 交感神經 聽力、牙齒 耳朵 、鼻子	頭痛、失眠、憂鬱、暈眩
C2		過敏、眼睛問題 耳朵問題、暈眩
C3		五十肩、落枕、牙痛 濕疹、吞嚥困難
C4		鼻子過敏、嘴部皰疹 頸部僵硬
C5	頸部、喉嚨、肩膀	喉嚨感染、咳嗽 頸部與手臂疼痛、手臂痛
C6	脖子、肩膀、手肘 手臂、手腕	肩膀痛、落枕
C7	肩膀、手肘、手指	手指頭或手臂發麻

全身的肌肉構造

肌肉是人體組成的主體，在人的身體分布廣泛，全身大約有六百三十九塊肌肉，幾乎占體重的四〇至五〇％。要妥善且有意識地運用全身肌肉來運動或維持正確姿勢，就要先了解它的構造。

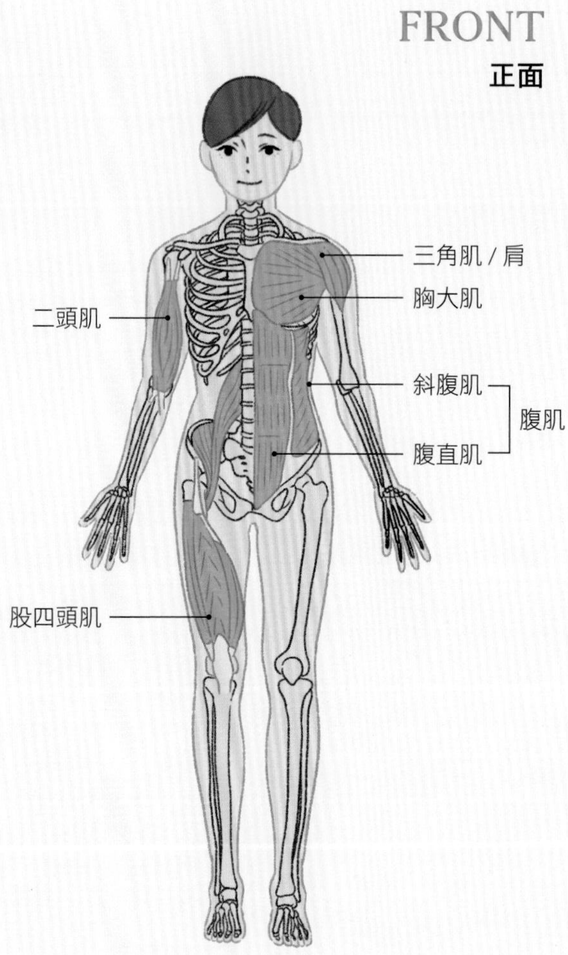

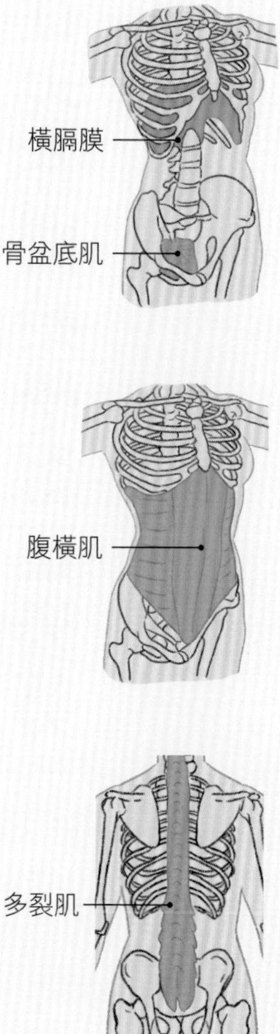
橫膈膜
骨盆底肌
腹橫肌
多裂肌

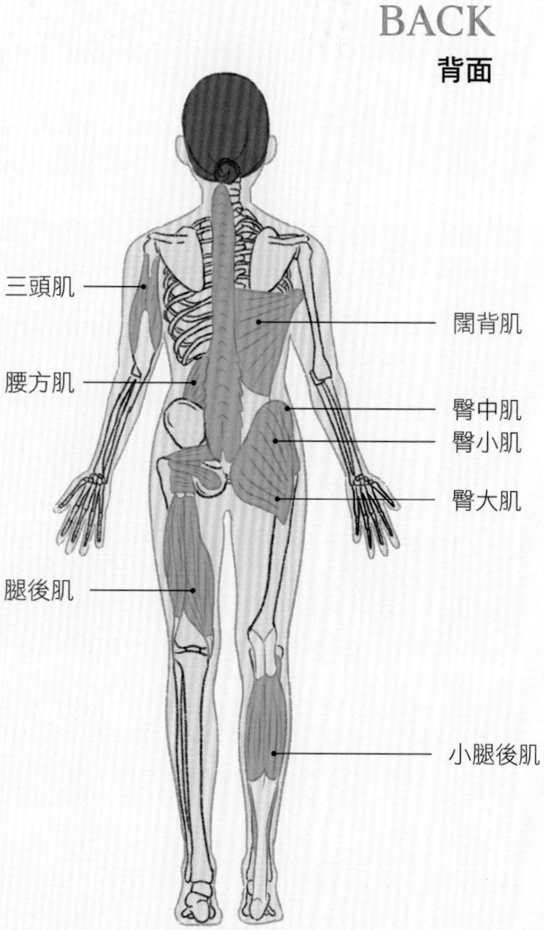
BACK
背面
三頭肌
闊背肌
腰方肌
臀中肌
臀小肌
臀大肌
腿後肌
小腿後肌

05

從現在開始學習正姿勢

正確站姿 Standing

腰痠背痛、肩頸痠痛、頭痛等等，這些揮之不去的不舒服感，其實大多數是來自於姿勢不正。

人體是由頭部、軀幹、脊椎、骨盆、下肢這五個主要的部位組合而成，「好的姿勢」是指這五大部位都在正確的排列下，好的姿勢對身體的負擔是最少的，不好、不良的姿勢會讓排列組合紛亂，對身體會造成負擔且浪費能量。

從小到大，總會聽到身邊的人常常對著我們說「要站好」，那到怎樣才是真正的「站好」呢？相信很多人都會有很多疑惑，明明我都站得那麼挺了，為何還是全身痠痛呢？為什麼還是腰痛膝蓋痛呢？好好的回來問問你自己「你真的有站好嗎？」

正確姿勢示範

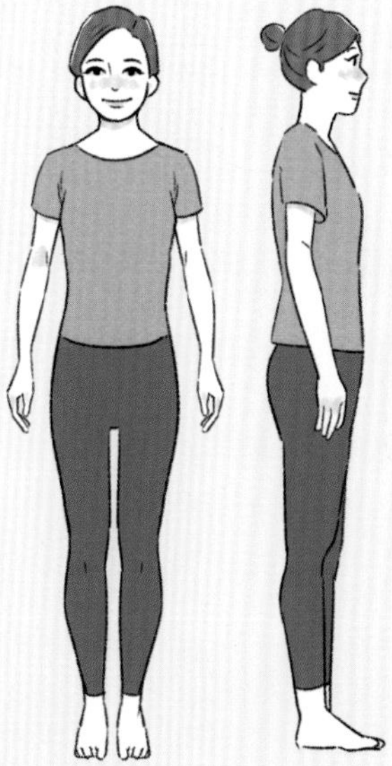

1 站立的時候，耳朵下對齊肩峰。
2 手掌在骨盆旁邊，往下是膝蓋外側，最後是腳踝外側，一直線往下。

POINT

透過骨頭結構的正位，不需要消耗過多的肌肉能量，身體自然就能放鬆。

錯誤的站姿

（1）三七步

所謂三七步，就是前三後七的站法，把三〇%的體重落在前腳，七〇%落在後腳。兩腳一前一後，前腳指向正前方，後腳指向九十度方向，後腳腳跟與前腳大拇趾延長線垂直。骨盆歪斜與脊椎不正，三七步是造成痠痛的元兇之一。

（2）駝背（Rachiokyphosis）

駝背是一種常見的胸椎後突所引起的體態改變。在以前的年代，駝背大多發生在中老年的時候，現在，我們的生活型態改變，就連小孩們都開始有這樣不良的體態。

長時間的駝背除了會讓體態看起來老態龍鍾之外，若置之不理，會對於我們的呼吸系統造成傷害，也會影響到我們五臟六腑正常的運作，特別是我們的心肺功能。長期的駝背會讓我們的腦神經造成擠壓，影響我們的情緒與神經系統，嚴重時還會導致青少年與老年人的記憶力衰退。

（3）挺胸翹臀（骨盆前傾）

「你要站直站挺」，相信是從小就常聽到的一句話，為了站直站挺，我們就讓胸椎與腰椎往前推，造成骨盆前傾與背部緊繃。正常的脊柱有四個生理的彎曲，頸椎與腰椎往前凸，胸椎和薦椎向後，像是一個S型，這樣的功能是為了要緩衝因為走路所產生的震盪力。

過度的抬頭挺胸，會讓頸椎跟胸椎的弧度減小，腰椎的弧度增大，如此一來，肌肉、筋膜系統與關節就會產生結構性的變化，產生肩頸痛、腰背痛等問題。

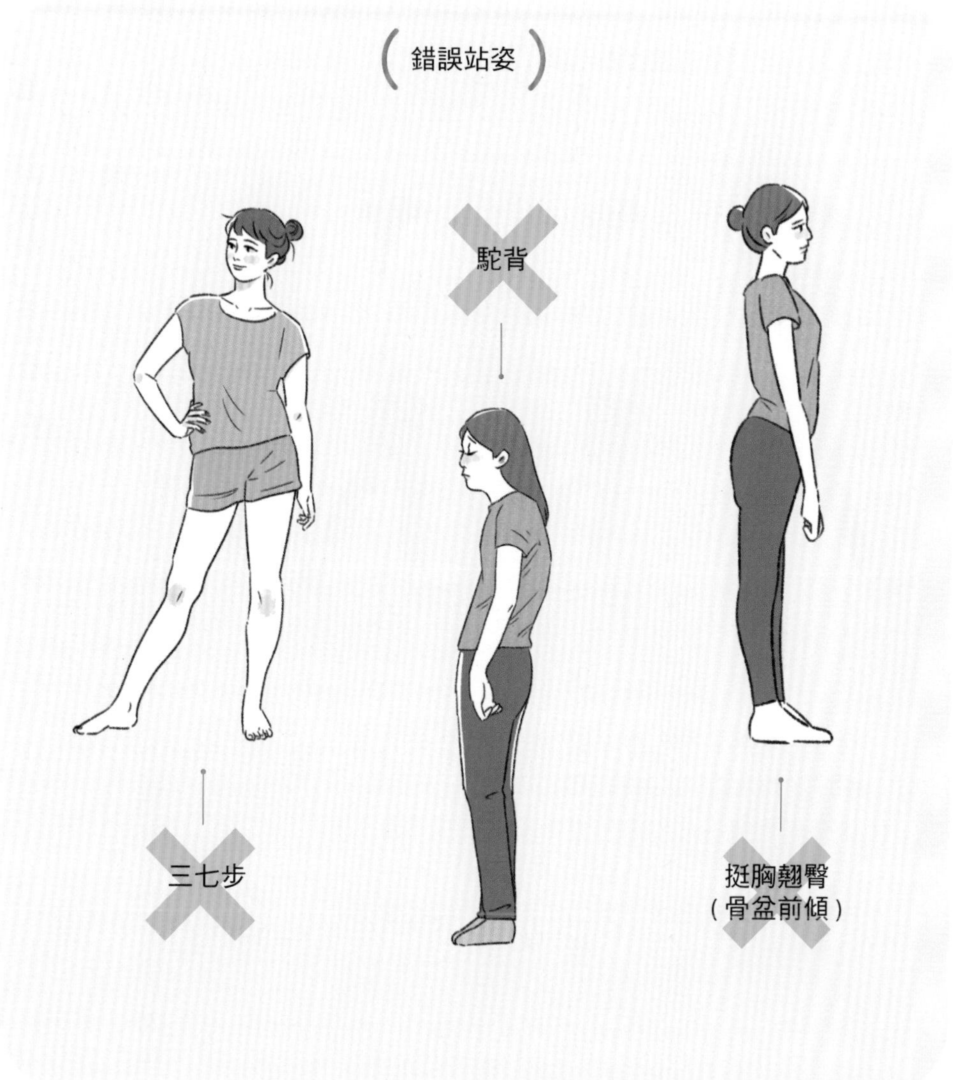
錯誤站姿
駝背
三七步
挺胸翹臀
（骨盆前傾）

正確走路姿勢 Walking

古代有句古訓：「站如松、坐如鐘、行如風、臥如弓」。不良的姿勢會造成一連串的問題，走路是最基本我們要注意的一項。

（正確姿勢示範）

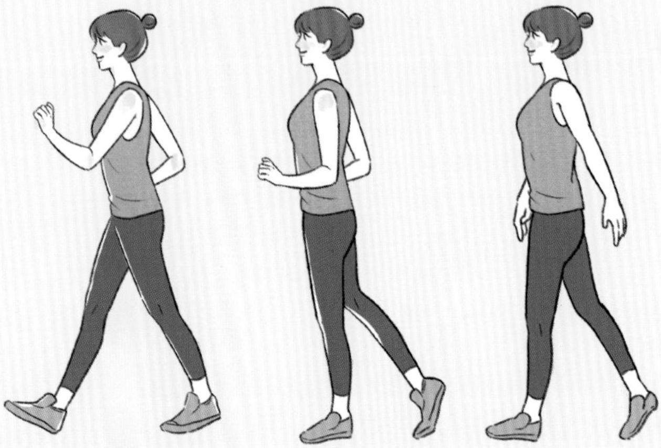

1 正確的走路姿勢，移動雙腳的時候，是從髖關節帶動大腿，大腿再帶動小腿。

2 後腳跟著地再把力量帶到前腳的兩個角球，腳尖朝正前方，肚子微微含著穩定核心肌群，軀幹與頭部會在骨盆的正上方，手臂不會過度的擺動。

錯誤的走路姿勢

（1）外八

走路的時候腿側施力不平均會讓我們小腿外側的肌肉發達，鞋底外側磨損的程度也會比較嚴重，長期外八走路不但會形成O型腿，更會導致我們骨盆的變形。

（2）內八

造成內八的原因有很多，除了骨骼天生發育不良之外，很多都是嬰幼童學走路時所造成的。

內八的姿態會對膝蓋造成很大的負擔，會產生膝蓋內翻之外，也就是膝蓋朝內，容易形成X型腿，這樣的體態也容易造成臀部下垂、膝關節受損與下半身肥胖。若你的鞋底磨損的範圍都在鞋子的內側，那你就該好好的來注意一下了。

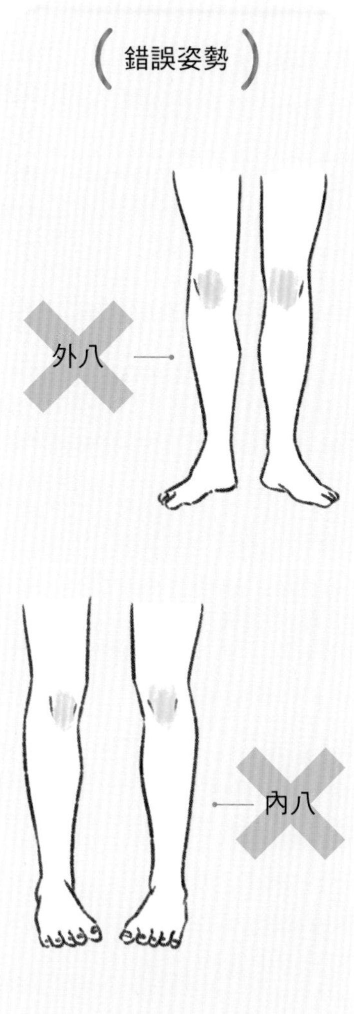

正確坐姿 Sitting

（正確姿勢示範）

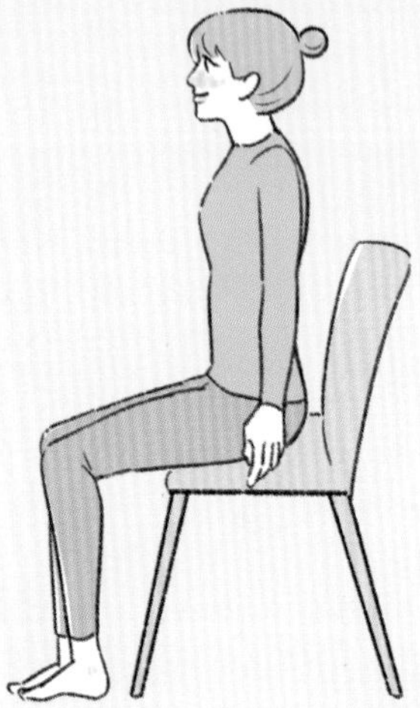

1 正確的坐姿是下巴跟頭的位置在肩峰上方。
2 兩邊肩胛骨往兩側拉開，打開鎖骨與胸部，重心在維持在坐骨上。
3 軀幹在骨盆的正上方，腰椎、胸椎保持正確的位置。

錯誤的坐姿

（1）馬鈴薯坐姿 Potato Position

這是最傷害身體的坐姿了。馬鈴薯坐姿當下真的是會讓人感到很舒服，但你知道嗎？這樣的坐姿不但無法達到放鬆目的，頸椎也會受到壓迫，若長期下來更可能會引起三叉神經痛、暈眩、顳顎關節痛等等。

（2）翹腳

您有翹腳的習慣嗎？翹腳其實是種不良姿勢，不僅容易產生駝背、身體痠痛，也會造成骨盆歪斜、關節炎等問題的發生。因為翹腳時上方的膝蓋會向下方的膝蓋施加壓力，膝蓋扭轉成不自然的角度，骨盆也得旋轉，處於緊繃的狀態，下背部也會因為這樣承受壓力造成痠痛。

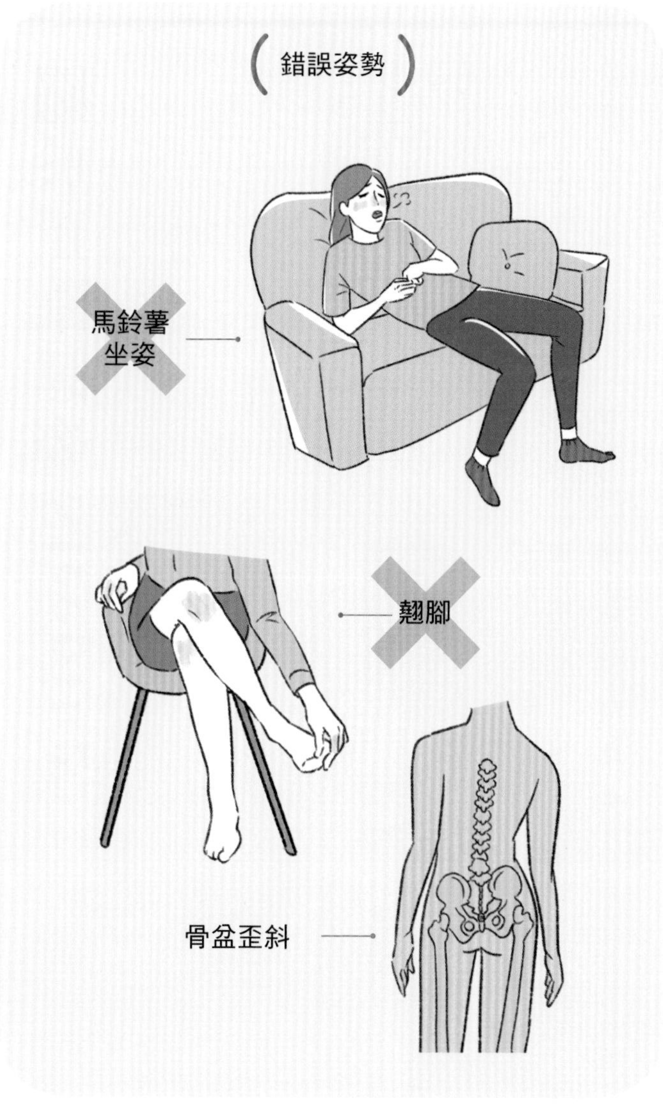

06 關於正確睡姿 Sleeping

大部分的人都有自己習慣的睡姿，根據統計六十五%的人習慣側睡，三〇%習慣仰睡，五%的人則習慣趴睡，一般來說，仰睡時身體的重量平均的分配在大面積上，對脊椎有好的支撐，最多人習慣側睡，若在側睡的時候頸椎跟骨盆可以保持一個穩定的支撐，側睡也將會是一個好的睡姿。

對於趴睡，是比較不建議的，因為趴睡會增加腰椎的弧度，容易造成腰痠，而且大部分身體的重量都座落在胸部跟腹部，會影響到呼吸系統跟消化系統，脖子也需要扭轉到側面，更會產生肩頸痠痛的問題。

基本上睡覺的姿勢我們基本上可以分四種類型，那一種類型最好呢？其實這都要依據每一個人的身體狀況來決定了。

01 ─正躺

據了解，大多數的醫生都會鼓勵大家正躺睡，全身伸直的平躺的，其實對身體不能有全然的放鬆，尤其對於肩頸與腰部容易痠痛的族群。對於有腰痛或骨盆前傾的族群，正躺會讓痠痛感更強烈。同時，正躺的時候常常會不自覺的把雙手放在胸前，使心肺產生壓力，會讓人容易做惡夢。

- 優點 不會壓迫五臟六腑。
- 缺點 舌根下放，阻礙呼吸。若有胃食道逆流、打呼或是呼吸道疾病者比較不適合。
- 調整 毛巾捲起來，各放置在脖子與膝蓋後側。

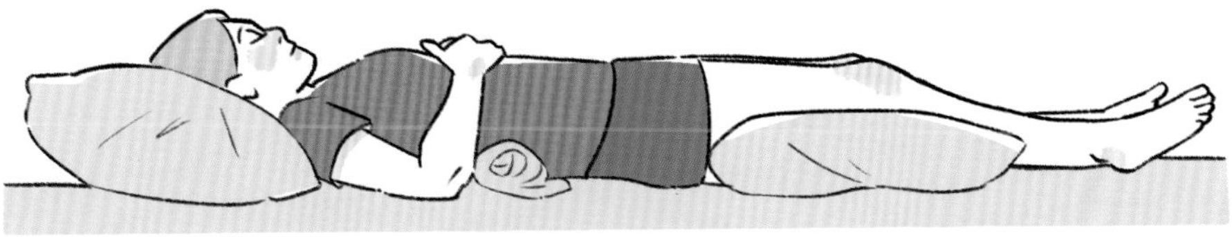

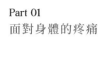

02——右側睡

向右側臥，雙腿彎曲。因為心臟位置比較高，能幫助心臟排血減輕負擔，同時，肝臟的位置在身體的右下方，右側睡也可讓肝臟獲得比較多的供血，可以幫助促進新陳代謝，最後，右側睡時我們的胃及十二指腸的出口均在下方，也是可以幫助胃腸裡面的東西排得乾淨一點。

- 優點　不會壓迫心臟，可以讓睡眠比較深沉。
- 缺點　容易壓迫右肺，有肺氣腫的人比較不適合。
- 調整　雙腿中間夾著一個枕頭，保持骨盆穩定。脖子下方可以多墊一條毛巾，避免壓迫到肩膀，造成肩頸痠痛與手臂發麻。

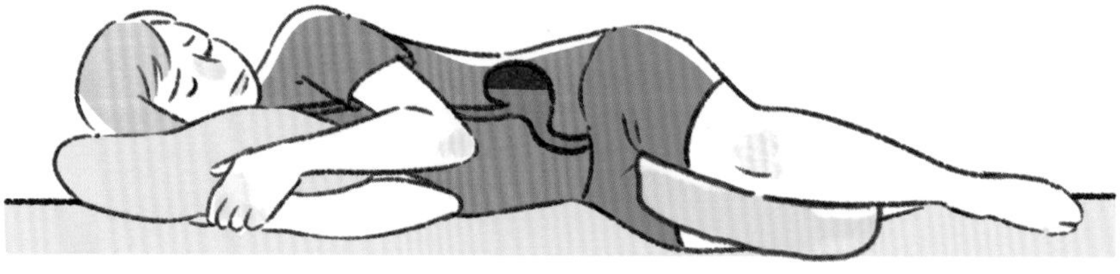

03 ── 左側睡

向左側臥，雙腿彎曲。雖然往左側比較容易讓身體放鬆、消除疲勞，但是心臟在胸腔中偏左，從胃部到大腸、小腸與十二指腸的出口都是在左邊，所以左側睡容易壓迫心臟，擠壓腸胃。

- 優點　無
- 缺點　容易壓迫心臟跟胃部，若有心臟問題、胃病或急性肝炎、膽結石等的人較不適合。
- 調整　雙腿中間夾著一個枕頭，保持骨盆穩定。脖子下方可以多墊一條毛巾，避免壓迫到肩膀，造成肩頸痠痛與手臂發麻。

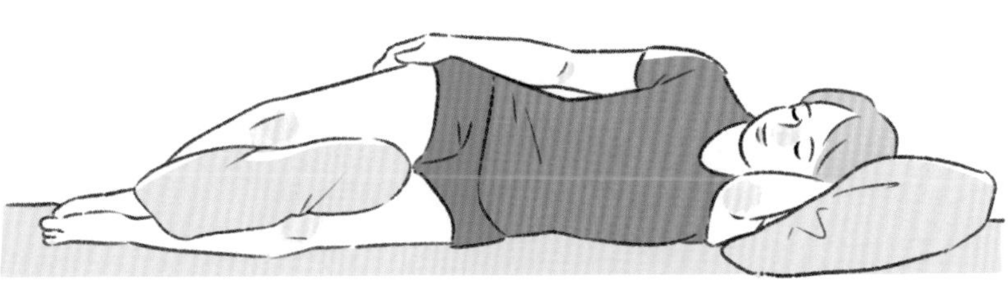

04 趴睡

趴著睡覺。身體大多數的重量會壓迫在胸腔與腹部，對於體重過重的族群，不但會影響呼吸，更會加重心臟的負擔。趴睡也會增加腰椎的弧度，導致脊椎後方的小關節受到擠壓與拉傷脊椎前側的肌肉、韌帶。趴著睡覺的時候脖子必須轉向一側，長久下來容易產生頸椎的疾病，也會壓迫到頸動脈，使大腦缺氧，也容易產生肩頸痠痛或落枕的問題。

- 優點　無
- 缺點　容易使人流口水。趴睡時壓迫心臟跟肺部會影響呼吸，若有腦血栓、高血壓與心臟病的人比較不適合。
- 調整　胸前可以抱著枕頭，肚子骨盆前側可墊一個枕頭或毛毯。

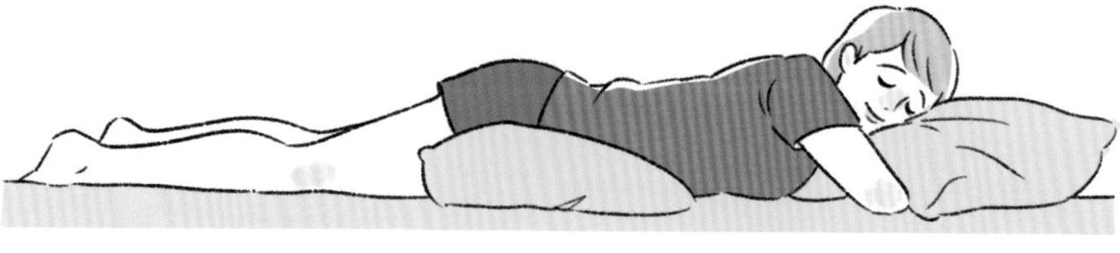

07 脈輪與身心情緒的平衡

在瑜伽練習中，會常常聽到脈輪這兩個字，到底什麼是脈輪呢？關於脈輪，早在古印度的傳統醫學吠陀經VEDA裡，就有詳細記載。「脈輪」是源於梵文的Chakra，有輪、轉動的意思。是我們左脈、右脈與中脈的交會點，像是三條道路之間的圓環一樣。我們可以這樣來比喻，經絡在身體裡面是負責能量的運輸，那麼脈輪就是這些能量的匯聚點，會以順時鐘的方向旋轉，跟銀河星系螺旋狀的方向是一樣的。

人體就像是一個小宇宙，從骨盆底沿著脊椎網上到頭頂，一共有七個主要的脈輪，每一個脈輪各自掌管身體的各大系統，當身體、情感、心靈這三方面處在平衡的狀況下，我們會覺得有活力、身心舒暢。反之，各種不同的情緒波動或是壓抑，也都是造成我們脈輪系統失衡的重要因素。身體早已經把我們任何想知道的答案準備好了，一切的答案都在裡面，而不在外面。

人體一共有七個脈輪，每一個脈輪有屬於自己的振動頻率，下三輪由下而上是海底輪、下腹輪、上腹輪，主要是主導我們的本能與物質面的部分；上三輪由上而下是頂輪、眉心輪與喉輪，主要負責我們思想跟精神的部分。上三輪跟下三輪在心輪交會。心輪是精神與物質的轉化銜接點，這也是為什麼我們一切都得回到自己的心，從心開始。

以西方醫學的說法，脈輪的所在處就是我們身體中的腺體所在處，每一個腺體都分泌著不同的荷爾蒙，而這些荷爾蒙透過血液會輸送到全身需要的部位。每一個脈輪都跟我們的身體與情緒很有關係，對應著肉體和心靈的連結。

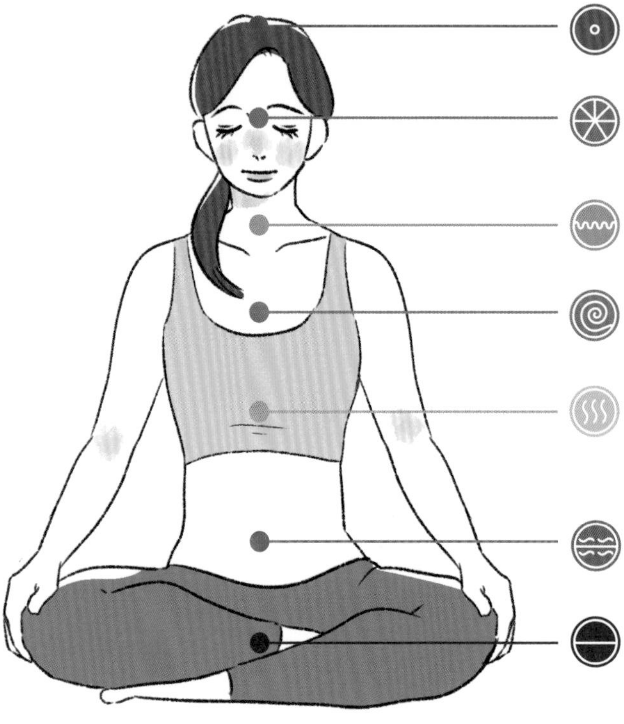

脈輪	對應腺體 共振顏色＋音頻	肉體的連結	心靈的連結
頂　輪	腦下垂體 無	大小腦 內分泌系統	長期的 成就感
眉心輪	腦下垂體 松果體 靛藍色 / OM	頭部 、眼睛 內分泌系統 神經系統	領導 管理能力
喉　輪	甲狀腺 藍色 / 阿	呼吸系統 口腔 、喉嚨	對外的 溝通
心　輪	胸線 綠色 / ㄜ	心血管 / 呼吸系統 心臟	愛與貴人 的展現
上腹輪	太陽神經叢 黃色 / ㄟ	腸胃 、消化系統	關於 事業
下腹輪	腎上腺 橙色 / 伊	子宮 生殖 / 泌尿系統	與自己內在 的關係
海底輪	生殖腺 紅色 / 嗚	大腿、膝蓋 小腿、腳踝	安全感 的來源

08

人體大腦與芳香療法

所謂的「五感」是指視覺、聽覺、嗅覺、味覺和觸覺（壓覺）五種感官，對應的部位分別是人體的眼、耳、鼻、舌、身等五根。人依賴五感來感受這個世界。

「芳香療法」透過五感來刺激大腦，達到安定神經的作用。「芳香療法」是植物療法的分支之一，運用中醫的藥草療法跟西方的植物療法都是屬於植物療法的範圍內。

人類五種感官中，嗅覺與情緒的連結是最古老也是最直接與原始影響心靈的獨特力量。氣味，帶領我們穿越時間與空間，喚醒被我們遺忘的記憶，更可以重新的轉化埋葬在心靈深處的記憶，每一種特殊的氣味，觸動著我們需要從不同的角度來理解記憶系統，為過去發生的經驗創造出不同的新意義。而現代科學認為，嗅覺對於人類大腦有快速、直接的傳遞作用，而芳香療法帶來的不只是香氣，所有來自植物的能量，都能幫助我們點燃生命的熱情，讓心靈再度舒活與綻放。

嗅覺 Sense of smell

在五感中，嗅覺是唯一不會直接透過神經系統，就可以傳達到大腦的感官。而在五感之中，與邊緣系統連結最為緊密、接近、傳遞訊息最快速的感覺系統，就是我們的嗅覺系統。邊緣系統也可以說是我們的情緒中心，大腦的很多部位都在邊緣系統一起工作，最重要的是杏仁核跟海馬迴。

氣味是在長期記憶中最讓人無法忘記的，獨特的氣味可以喚醒你特定的記憶或是人事物，感覺類的訊息，例如味覺和嗅覺都與海馬迴的長期記憶有關。獨特的氣味可以讓您想起曾經去過的地方或認識的人。杏仁核位於海馬迴旁邊，也會影響記憶力，但是杏仁核並沒有將感官訊息與記憶聯繫在一起，而是連結情緒。透過芳香療法，我們可以平衡血清素的分泌，這種神經傳遞物質是主要的情緒調節劑。血清素會和大腦中的受體一起起作用，以提升情緒，讓人感受到正面、促進好的睡眠習慣。

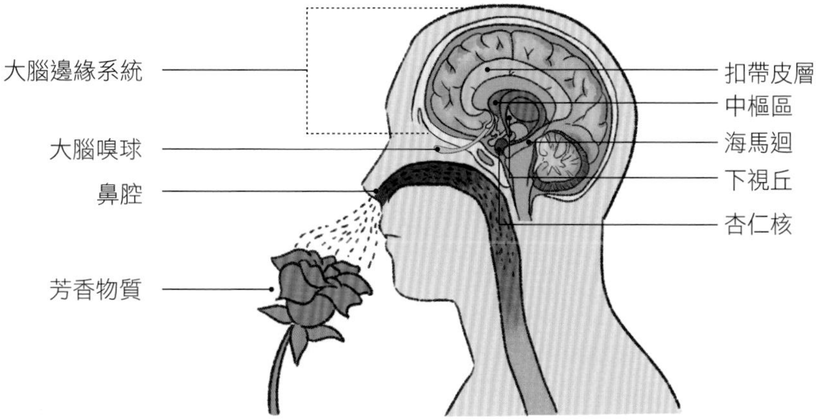

使用芳香療法的基本常識

（1）如何使用「香氛」？

- 嗅吸香氣／擴香：透過嗅吸精油的香氣帶來的好處很多，尤其在調節情緒、平衡大腦與呼吸系統都有很大的幫助。
- 外用塗抹：肌膚很容易吸收精油，尤其精油是脂溶性，更容易被肌膚吸收。但濃度高的純精油，必須加上基底油稀釋後使用，稀釋後於手掌中稍微溫熱搓開後塗抹於身體或臉上。

（2）精油稀釋比例

- 孩童或是敏乾肌膚，建議濃度不要超過1％，可增加基底油的用量。
- 基本上一般的稀釋比例是1滴精油搭配5毫升的基底油，此約為1％，第一次使用，可用少量多次來取代一次性大量的塗抹。臉部通常使用1％的濃度，若是使用於身體上可用1至3％。

（3）其他注意事項

- 每個人的體質不一樣，若塗抹後立即發生紅腫、發癢等現象，可以用大量的基底油塗抹於發癢處，並且多喝水。
- 當身體虛弱，循環與代謝系統會減弱，使用精油時，減少精油量，增加基底油。
- 若不小心把精油揉進入眼裡，可將基底油先倒至衛生紙上，閉上眼睛來由上往下來擦拭眼部區域。

● 兒童或易過敏體質使用時，可先用極少量塗在手臂內側來試驗敏感反應。

● 懷有身孕、有特殊醫療情況，使用精油前都必須先諮詢醫生或治療師的意見。

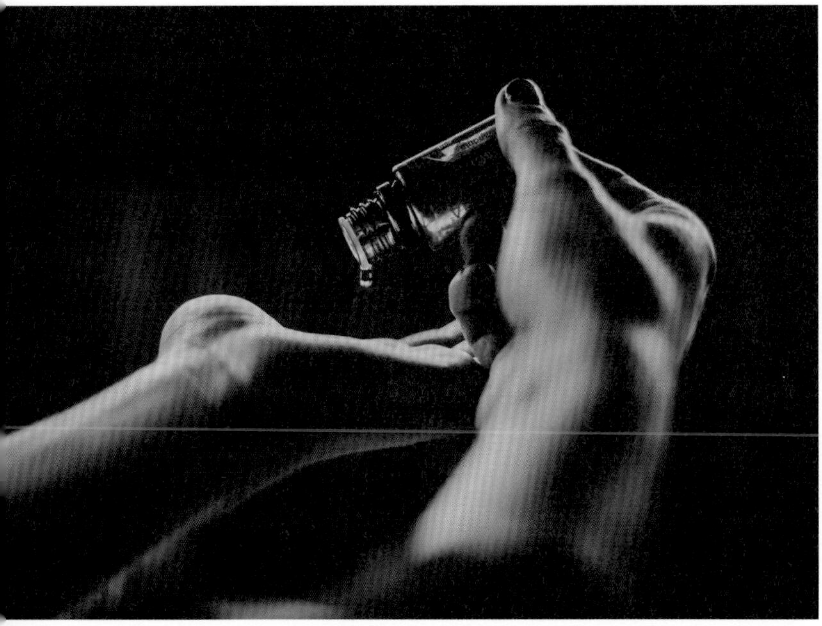

09

筋膜，人體內部的高速公路

「筋膜」是身體內部中分布最廣而且普遍的一種組織。它無處不有，是人體的基礎結構，充滿整個身體，筋膜不僅給予身體內部的和外部的形狀，也為循環、神經和淋巴系統等所有的系統提供支撐結構。有筋膜系統才能將體內的軟組織支撐連結起來，因此也被認為是軟組織的「骨架」。

這幾年來，筋膜越來越受到重視，是因為現代人經常久坐或久站、長期低頭等，導致肩頸僵硬、腰部痠痛……等，最根本原因都與筋膜緊繃、運動不足、壓力過大有關。

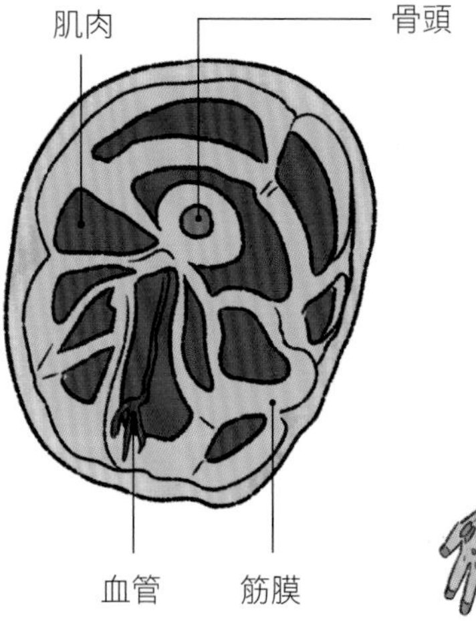

大腿剖面圖

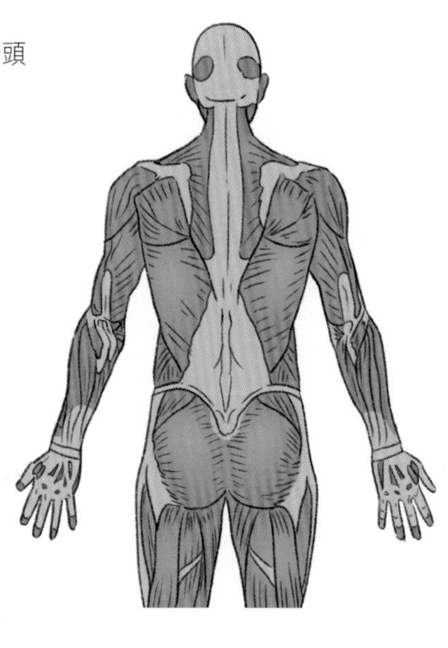

筋膜需要保水

筋膜屬於結締組織，分為「深筋膜」和「淺筋膜」，成分中有三分之二是水分，所以身體的水分是否足夠和筋膜的彈性息息相關，缺水時全身就會痠痛。

「筋膜」就像是一個完整的3D網絡系統，有一定的張力和彈性，將全身複雜的細胞關聯成一個有序而和諧的平衡系統，能調節人體力學的平衡，也能為各個臟器提供支撐和營養，是連貫性的網絡系統，有牽一髮而動全身的作用。就很像我們橘子裡的白色薄膜，撕開一小條，其它也會連帶地被拉扯起來一樣。

從解剖學的觀點來說，淺筋膜是位於真皮和深筋膜之間的一層脂肪膜性結構。由脂肪和結締組織的纖維共同組成，由於它的組成中往往含有較多的脂肪成分，所以有時淺筋膜也稱為皮下脂肪。

深筋膜又名固有筋膜，是由細密的結締組織構成，佈滿了全身，包裹肌肉和血管神經，還有內臟器官。淺筋膜位於真皮和深筋膜之間，在沒有深筋膜的區域，是屬於表層的結構，由脂肪和結締組織的纖維共同組成。筋膜都是連續、延續性的，包裹器官、血管、神經、肌肉等所有組織，這也是為什麼說骨骼的變形和歪斜是從筋膜的歪斜、沾黏引起的。

（1）筋膜的構成

筋膜是由三種基本成分構成：流體物質、基質和膠原蛋白、彈性蛋白等兩種蛋白質。這三種成分決定著筋膜的保水性、強度和彈性。

筋膜組織有三分之二都是水組成的，當筋膜受到壓力或伸展的時候，就會很像手去擠壓海綿一樣，擠壓的部位會產生大量的水分，釋放這個壓力後，海綿又可以再次的充滿新的水，這也是我們所說的「水合作用」，當我們的身體有規律在律動，藉由肌肉的一收一放，筋膜便會有很好的保水作用，但若身體很少在動，筋膜便會缺水而失去原有的彈性，造成僵硬、彈性與延展性也都會變差。

（2）筋膜受損

筋膜結構強韌，具有傳遞能量，穩定組織的功能。全身筋膜彼此連結，相互牽拉，幫助人體完成各種功能性動作。但反覆使用下，筋膜逐漸累積張力，造成身體代償並加速身體的失衡。筋膜沾黏會造成你覺得身體有些地方卡卡的、緊緊的、活動受到限制，也有可能會影響到力量的傳遞，姿勢的維持也是會被影響。這些我們過去「以為」是肌肉、骨骼、關節受傷所造成的，但也有可能是筋膜缺水、受傷的結果。

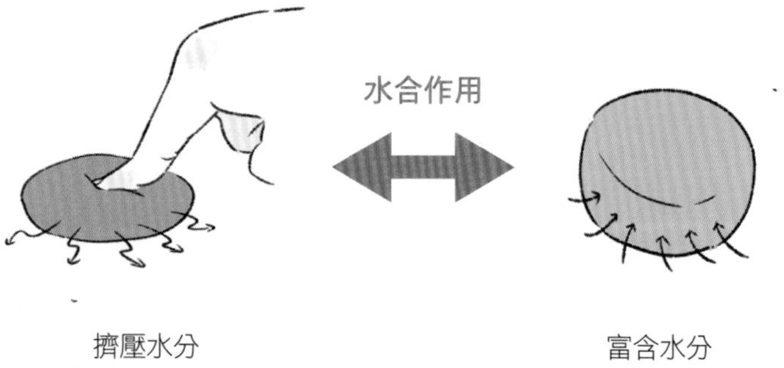

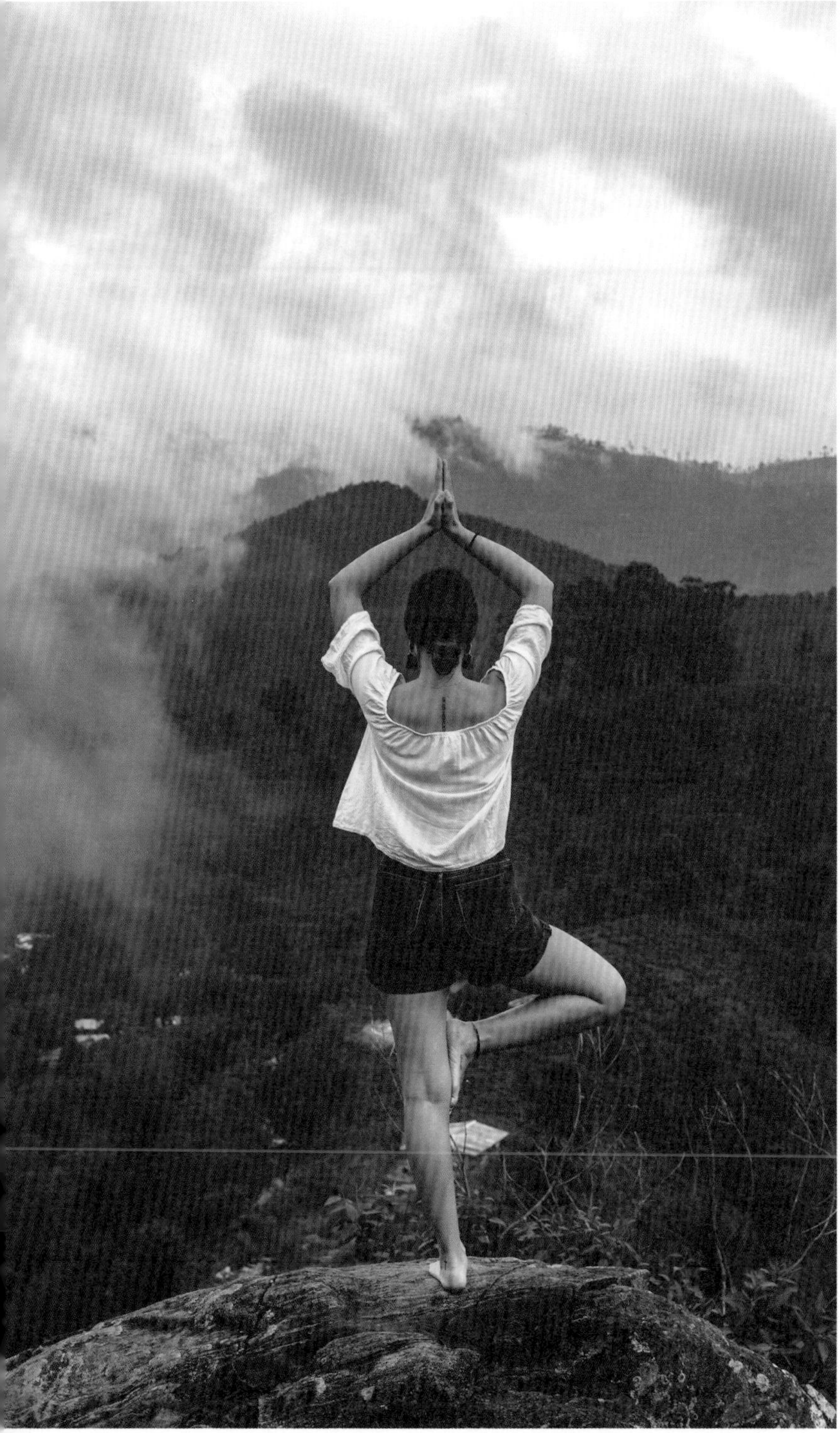

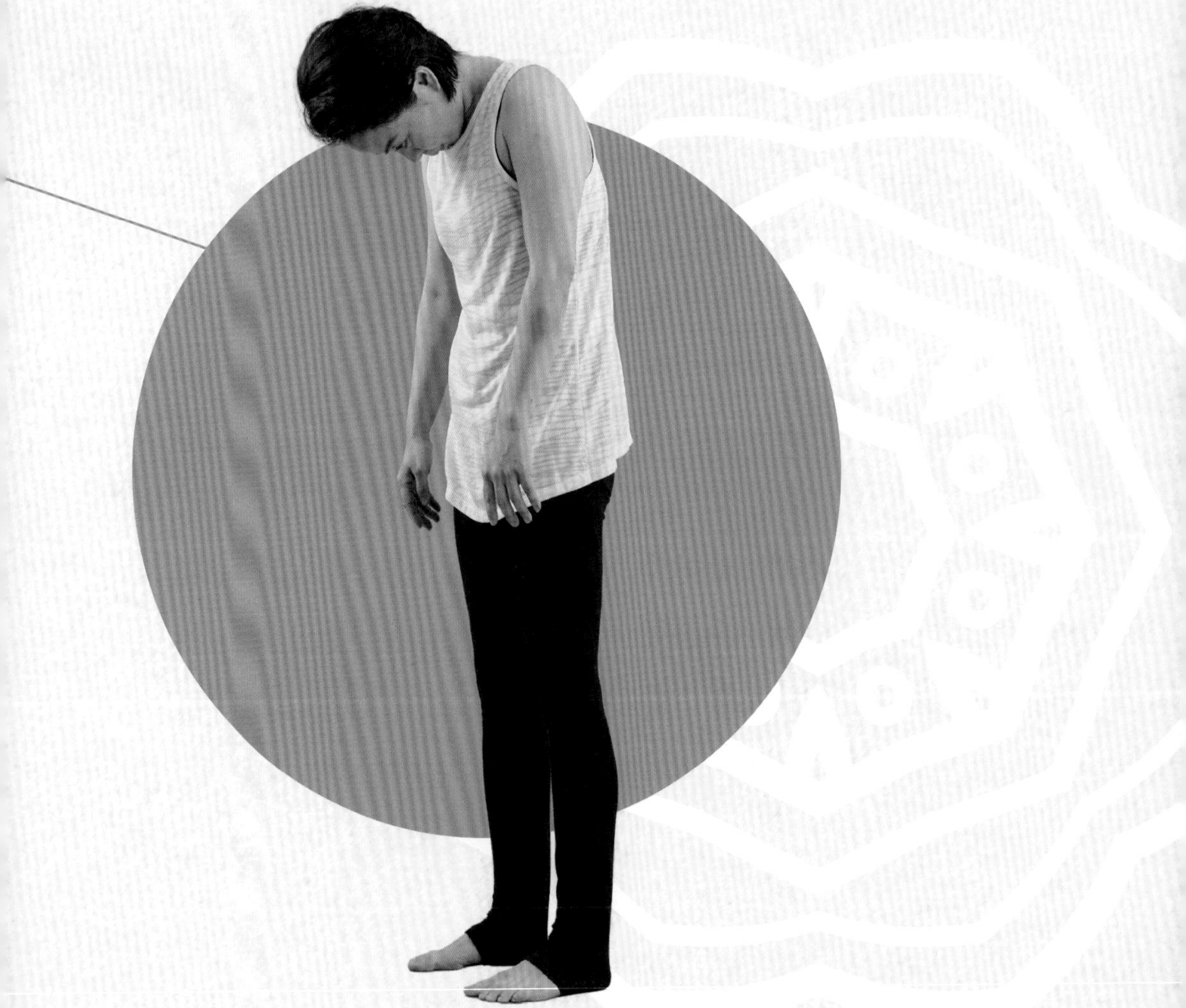

主掌你的直覺、智慧與洞察力，
和身心靈的平衡有關。

Part 02

頂輪、心輪、喉輪的脈輪平衡

頂輪失衡

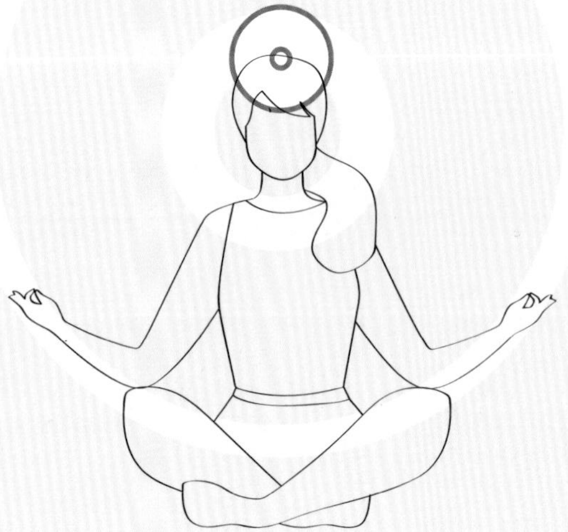

頂輪

・元素・　思想

・掌管・　松果體與腦下垂體

頂身體的能量中樞，位在我們百會穴的位置，在生理上主要影響我們的大小腦、中樞神經、海馬迴等等，包括了我們的邏輯、運動、平衡語言功能等等。主宰著我們的人生，與眉心輪一起協調運作。

在印度頂輪有著「千瓣蓮花」之稱，意指以頭頂為中心，往四面八方的方向綻放，這也是能量從四面八方匯聚回到頂輪（百會穴）。同時，頂輪也代表著我們此生的成就感所在處，這是無形的資產，包括你的聲望、名譽、社會地位等等，也是對自己的幸福感與滿意度感受。

現代人的壓力大，不管是哪方面的，頭部跟足底都有著我們人體器官的反射區，頭皮是臉部皮膚的延伸，我們的頭皮也是我們人體的一個小宇宙，有四條主要的經絡，分別對應著大腦、脾腎、肝臟、心臟等主要的五臟六腑。

• ESSENTIAL OIL •

精油芳療

乳香：被譽為是「上帝的眼淚」，聖經故事記載著它是耶穌降生時的禮物，所以被稱為「精油之王」，幫助增加松果體與腦下垂體的供氧量。

迷迭香：當初法老王的墓中有發現一株迷迭香，據說就是讓法老王來生能夠利用迷迭香來喚回他的記憶。

雪松：平衡油脂分泌、緊緻毛孔、強化肌膚抵抗力上都有明顯的效益。還能夠安定凝神、鬆弛緊張情緒，是保健頭皮的一大利器。

檀香：安定思緒、可以幫助平衡緊繃的生理與心理的情緒，更可以幫助保濕並使頭髮滑順閃亮。是平衡頂輪與海底輪很有幫助的用油。

其他頭療可選用的精油

提升記憶力：迷迭香、薄荷、羅勒
頭皮屑過多：雪松、迷迭香、薰衣草
生髮三寶：迷迭香、雪松、薰衣草
修護大腦受損神經：乳香、香蜂草、藍艾菊

使用方法

1. 選擇1至3種自己喜歡的香氣，加入擴香機內擴香。
2. 選擇1滴適合的精油，加入5 ml分餾椰子油，用來進行頭療與按摩耳朵。
3. 選擇1至3種不同精油，每1滴加入5 ml分餾椰子油中混勻，按摩於腳底反射區。

DECLARATION

香氣宣言

親愛自己，請協助我找回對生命的熱情～我接受現在的自己，我有能力克服所有的阻礙。

頂輪

按一按先放鬆

「頭療」是指按摩頭部的反射區，頭部是人體的第一生命線，有將近50個穴位，14經絡中有7條陽經全部交匯在頭部。中醫有「頭皮一根皺，臉上六條紋」的說法，頭皮經絡不通，會直接導致面部氣血循環不暢，面色灰暗。

哪些人更加需要頭療呢？經常熬夜加班、失眠、睡眠質量差的人、經常上網的人、注意力不集中、腦血管疾病（如高血壓、腦梗塞）、頭痛、頭暈、腦脹、耳鳴的人、有白頭髮或容易掉頭髮者，都應該來試試頭療神奇的感受。

我們在做頭皮的按摩（頭療）時，不只是放鬆緊繃，而是要舒緩頭蓋骨的壓力，才是最終的目的。

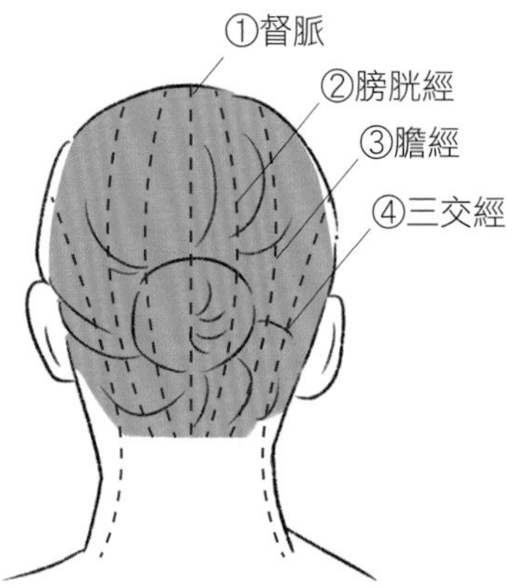

頭部反射區，
對應「腦部疾病」

大部分的人都知道，「足底」是全身器官的反射區，這也是為什麼那麼多人都會去做腳底按摩，透過足底放鬆來緩解症狀，但是，那頭部呢？我們頭部其實有四條經絡，疏通這些經絡也可間接調理重要的人體器官，對於改善失眠，頭痛等都具有非常好的效果，更關鍵的是可預防腦部疾病：腦中風，腦梗塞，腦血栓，腦出血等等，預防大於治療！

練習步驟

1

用梳子或刮痧板從頭皮前面往後順梳，再往前梳，以放鬆頭皮。

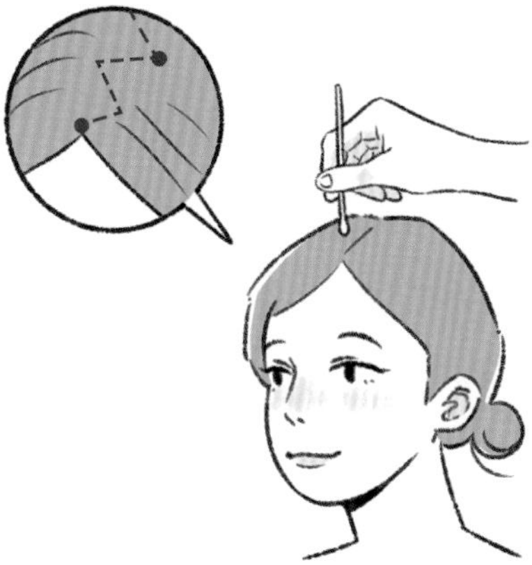

2

將頭部分成 9 個區域，可用 3 至 5 支棉花棒沾取適合的精油，從髮際線開始，採用放射線單方向塗抹，再用棉花棒以 Z 字手法按摩頭皮。

3

頸部按摩：把精油滴在手心搓熱，輕輕按摩頸部和耳後，幫助放鬆頭皮與頸部淋巴血液循環。

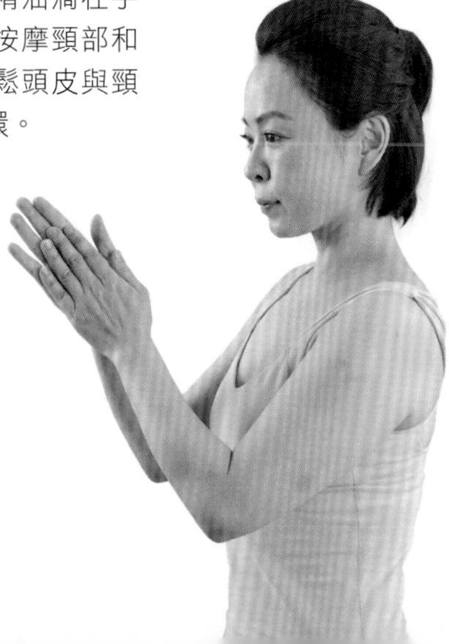

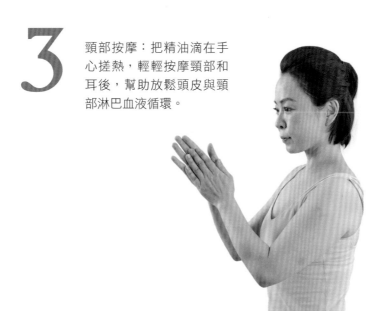

筋膜鬆一鬆

放鬆頭皮的三個部位肌肉

頭部肌肉緊繃、壓力過大

頭皮筋膜放鬆術只要大約3分鐘，就能舒緩頭部緊繃，刺激頭部重要的穴道。我們經常聽到的「頭皮僵硬」是指肌肉缺氧、硬化、失去彈性的狀態，每當肌肉使用過度或是長時間維持在一定的姿勢下，筋膜與肌肉就會變得疲勞跟硬化，當我們感受到壓力或用腦過度時，頭部就會變得很僵硬。頭蓋骨跟頭皮間有以下三個部分薄薄的肌肉與筋膜，不同的壓力來源，也會使頭部僵硬的地方不一樣。

● 第一部份：額肌

第一部分在頭前方跟額頭周圍稱為「額肌」：額葉主要是負責思考跟思慮，過多的思慮、想太多、都會過度使用我們大腦中的額葉，通常思考或是憂慮的時候會不自覺得產生「皺眉」這一個動作，都會讓我們的「額肌」變得緊繃，容易產生俗稱的皺眉紋喔。

● 第二部份：顳肌

第二部分在頭部兩邊跟耳朵上方稱之為「顳肌」：顳肌的功能大多數是看東西跟吃東西，也因為這樣所以很容易使用過度，造成疲勞。壓力大的時候會不自覺的咬牙，尤其在睡眠的磨牙也是會讓顳肌造成負擔。

● 第三部份：枕肌

第三部分是頭部後方的我們就稱「枕肌」：低頭看手機或用過多的3C產品跟電腦也都會連帶著讓肩頸變得僵硬，更可能會在頸後腫出一塊，產生所謂「富貴包」的體態。

富貴包形成原因

① 低頭習慣：低頭玩手機會導致頸部後側張力變大，下頸椎段承受壓力比較大，長期處於關節往前滑移的位置。

② 探頸習慣：使用電腦的時候會不自覺的向前伸頭，原理和上面類似，導致頸椎部分增生導致所謂的枕肌緊繃產生氣血「淤堵」。

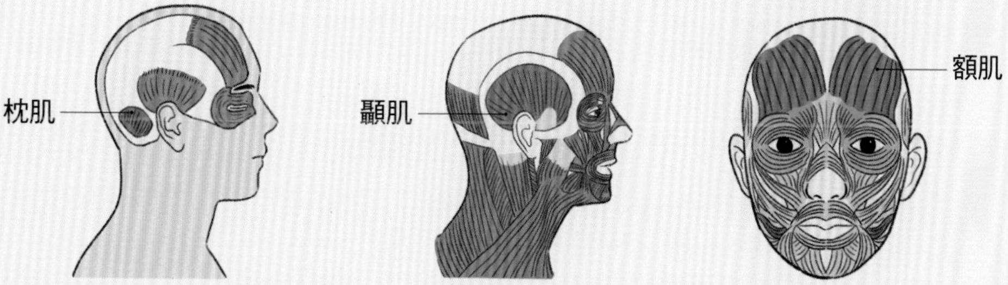

EXERCISE

01

頭蓋骨按摩練習

改善頭部肌肉緊繃、壓力過大

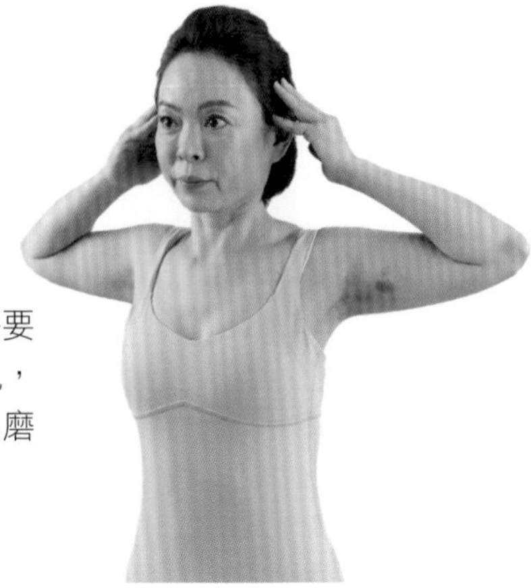

1

按按耳朵上方：需要先揉開僵硬的顳肌，也可以幫助舒緩磨牙與咬牙的習慣。

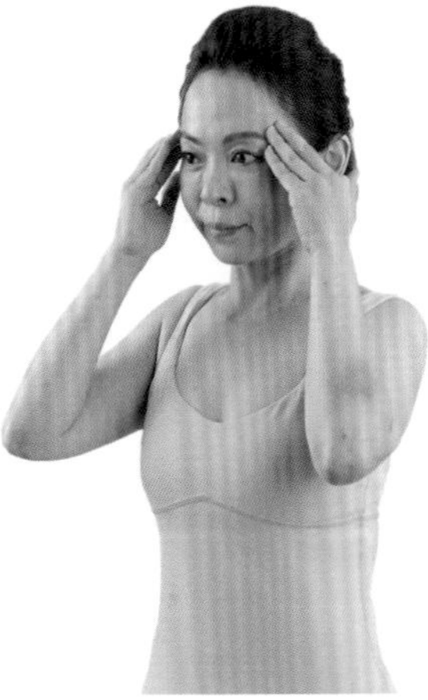

2

按按太陽穴：舒緩顳肌的僵硬，幫助揉開顳肌，改善眼睛周圍的僵硬，看電腦太久感到眼睛疲勞，都可以得到改善。

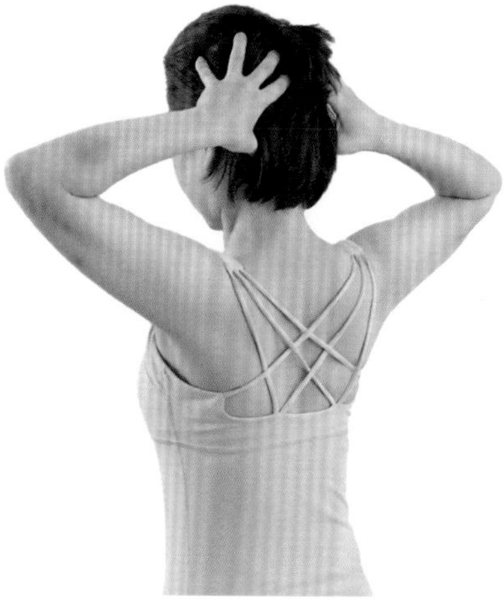

3

放鬆頭部後方枕骨：舒緩與按摩頭部後方的部位，可以幫助我們舒緩枕肌的僵硬，透過放鬆枕骨後方可以改善頭痛、肩頸僵硬、失眠、注意力不集中等問題。

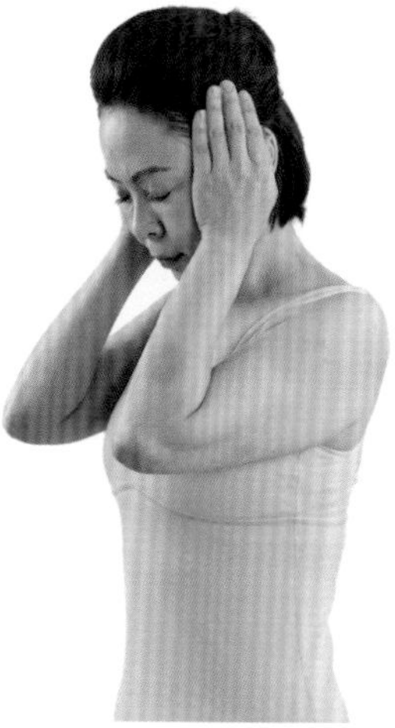

4

搓揉手掌，溫熱兩手的溫度，然後閉上眼睛，雙手放到頭部的兩側，邊溫熱邊放鬆。

POINT

溫暖、放鬆頭部兩側這是頭蓋骨按摩最重要的部分，有助於提高頭蓋骨按摩練習的效果。

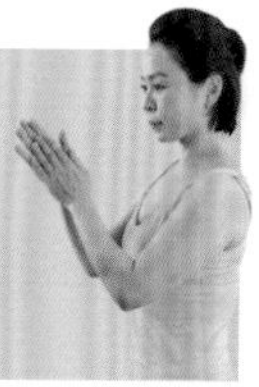

眉心輪失衡

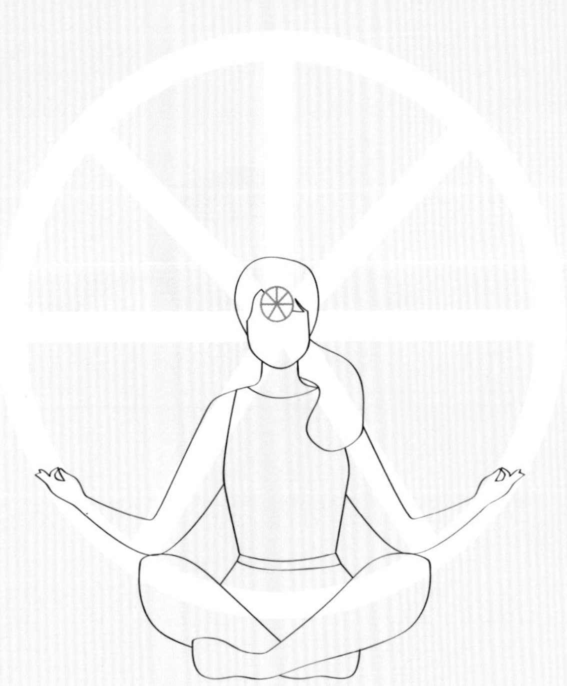

眉心輪

・元素・　光

・掌管・　兩眉之間、松果體

眉心輪在我們的兩眉之間，包括了松果體跟雙眼，也稱為第三隻眼或是直覺中心。阿育吠陀認為雙眼可以看到過去跟現在，而第三隻眼可以看到未來。眉心輪為我們帶來了清晰的思緒、洞察力與思維能力，失衡的眉心輪會帶來頭痛、注意力不集中、眼睛疾病或是視覺障礙。

有研究報告指出，現代人平均一天使用電腦或3C產品的時間超過10小時，這些來自於科技的壓力除了會讓眼睛疲勞、視力減退、眼球充血、乾澀，更會造成肩頸僵硬與腰痠背痛等問題。

透過眼球瑜伽的練習，可以平衡與放鬆大腦：左右腦對眼睛的作用在於，右腦負責看遠、放鬆、放鬆眼部的肌肉；左腦負責看近，注視，收縮眼部肌肉，當我們練習眼睛瑜伽，同時也在平衡我們的左右腦。

眼球瑜伽的練習也可以幫助放鬆頸背、背筋：背筋的起點從我們的足底一直往上到小腿後側、大腿後側、臀部後側、腰部、脊椎、頸部後側，最後繞上頭皮終點在我們的眼窩，尤其我們頸椎的第一節與第二節直接與我們眼球神經做連結，胸椎的第二節的神經傳導關係著眼球的調節與作用，這也解釋了為什麼練習眼球瑜伽可以放鬆肩頸與平衡大腦。

眼球瑜伽鍛鍊的六條主要的肌肉

① 內直肌：內轉
② 外直肌：外轉
③ 上直肌：上轉
④ 下直肌：下轉
⑤ 上斜肌：上轉／外轉外旋
⑥ 下斜肌：下轉／外轉內旋

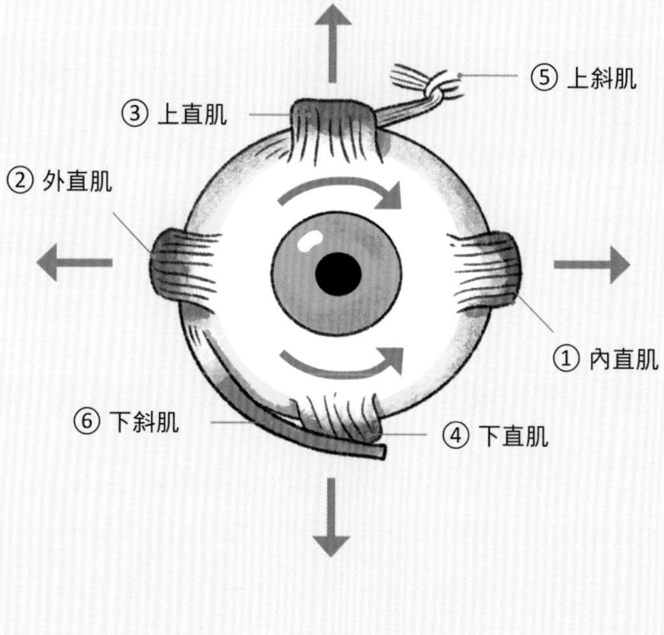

眼球瑜伽的四大重點

①促進眼睛的血液循環、改善視力
②正向思維的養成
③放鬆與平衡大腦
④放鬆頭與肩頸，矯正不良姿勢

注意事項

①有戴隱形眼鏡的人，請先摘除。
②每一次的練習，不要過多，過度反而會造成眼睛的負擔。
③在練習的過程中，若有任何不舒服，都得先停止練習。

· ESSENTIAL OIL ·

精油芳療

- **羅馬洋甘菊：** 有「植物的醫生」之稱，幫助安定情緒，平衡神經。
- **豆蔻：** 能夠幫助安撫經前症候群的頭痛、情緒不穩定（易怒），有溫暖、激勵、給予自信的心理作用。
- **夏威夷檀香：** 幫助情緒平衡、凝神。豐富、香甜、木質的香味，可以舒緩壓力之外，更可以幫身心帶來平靜與幸福感。
- **薰衣草：** 放鬆身心，舒緩痠痛，改善頭痛與幫助睡眠等。有助於緩解焦慮情緒，壓力大時有鎮靜平衡的功效。也可以喚起自我意識和放鬆的感覺。

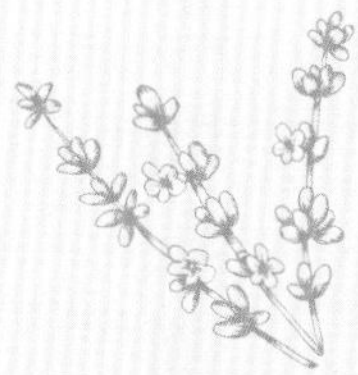

使用方法

1. 選擇自己喜歡的香氣，可以單方使用，也可以選擇2至3種不同的香氣搭配來擴香。
2. 使用5 ml分餾椰子油當基底油，加上1滴自己喜歡香氣的精油，按摩太陽穴與頸部後方風池穴的部位。

DECLARATION

香氣宣言

親愛的自己，我願意關上對外的感官，回到內在，用內在的眼睛看向與接受那個黑暗面的自己。

眉心輪　使用眼球瑜伽先放鬆

可以利用精油按摩讓眉心輪放鬆，幫助代謝眼睛周圍肌肉的疲勞跟緊繃，在開始下面的眼球瑜伽鍛鍊之前，我們需要先放鬆眼睛周圍與頭皮緊繃的肌肉。然後再開始眼球瑜伽練習來訓練眼睛周圍肌肉張力。

搭配香療法

1 薰衣草精油加基底油 ，用指腹按壓眼睛附近的部位。

2 延伸到頭部，用指腹敲敲整個頭皮。

3 拳頭橫向疏通眉毛，縱向疏通額頭，往下延伸到肩頸處。

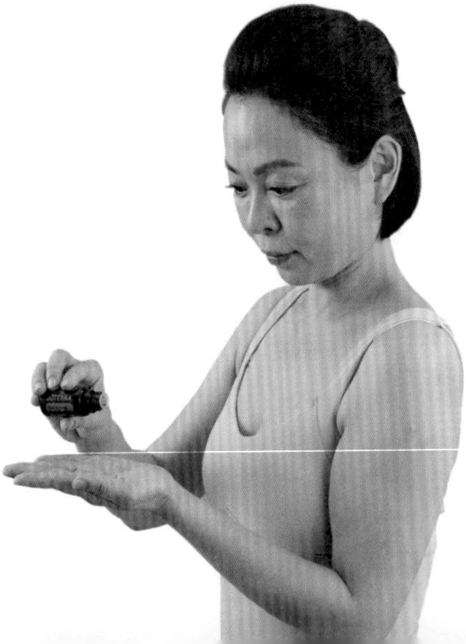

練習步驟

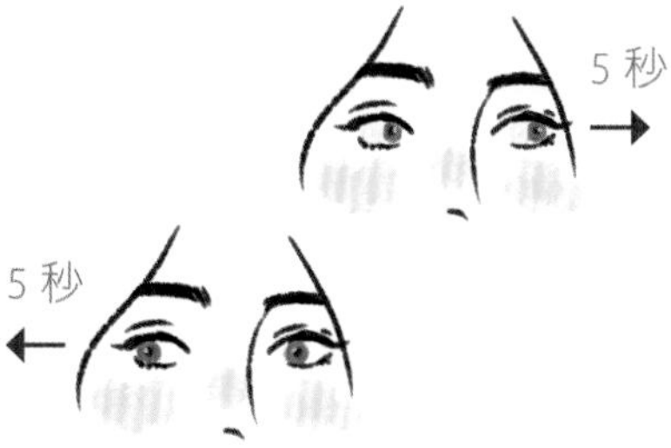

1

眼球往右邊 5 秒後，
再往左邊看 5 秒。

2

眼球往上 5 秒後，
再往下看 5 秒。

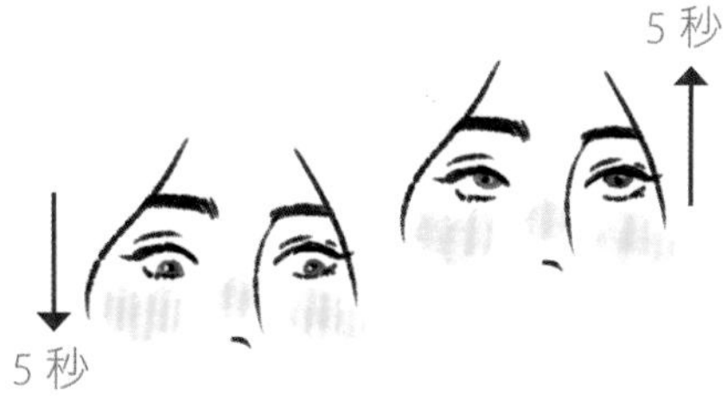

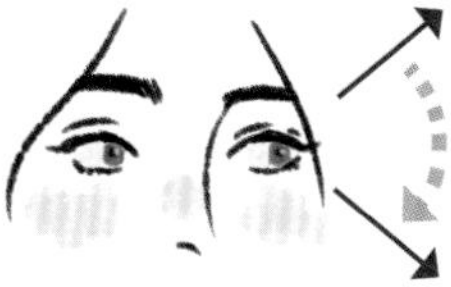

3

眼球往右上看 5 秒 / 眼球
往右下邊看 5 秒。

4

眼球往左上看 5 秒 / 眼球
往左下邊看 5 秒。

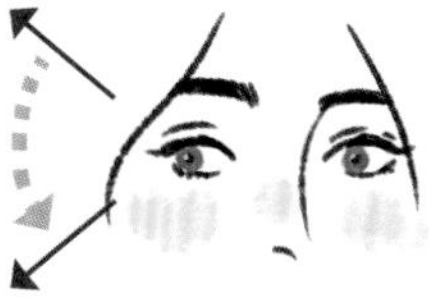

5

眼球從左到右繞圈 3 圈 /
反向再繞 3 圈。

筋膜鬆一鬆

改善眉心、眼部常見的症狀

身體缺氧、發炎

「呼吸」看似簡單，其實非常重要。正確與良好的呼吸是維持身心健康的第一步驟，但是現在的人因為各種不同的壓力，一忙起來常都會忘了穩定、正常的規律呼吸而不自知，導致呼吸變得淺短、不規律。

當身體的含氧量不足的時候，不但各個器官都會受到影響，身體細胞也會因為缺氧而造成體內的發炎，形成造成各種發炎症狀。下面就教大家身心全然且溫暖的放鬆練習，適當的休息與正確的呼吸，是維持身心健康的關鍵。

EXERCISE
01

正確的腹式呼吸

改善身體缺氧、發炎

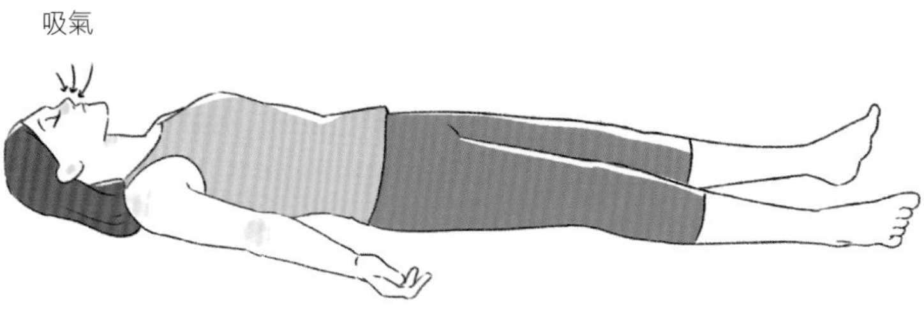

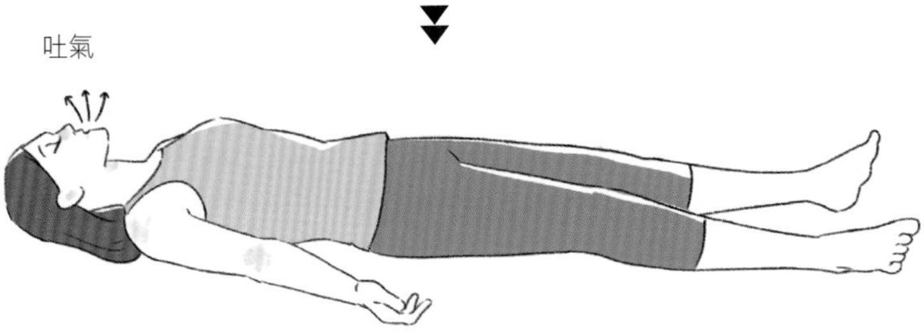

1 找到自己舒服的坐姿或躺姿，確認你的身體完全的放鬆，閉上你的眼睛。

2 深深地吸氣、慢慢的吐氣一共 3 次。在每一次的吐氣感受身體越來越放鬆，只需要把注意力放在每一個呼吸上。從頭皮、臉部、口腔、胸部、腹部、骨盆、雙腿、膝蓋、小腿到腳底全部都放鬆。

3 讓這樣的放鬆延伸到全身每一個器官，感受每一個細胞都充滿了養分。

4 至少停留這樣的閉眼 3 分鐘。

筋膜鬆一鬆

改善眉心、眼部常見的症狀

近視加深、乾眼症

過度使用眼睛常會有視力下降、眼睛乾澀，眼睛睜不開、眼白充血等症狀，時間久了甚至會併發乾眼症、近視加深、加速老化或白內障等等的眼睛疾病。尤其現在很多人都配戴隱形眼鏡，這也容易造成眼睛乾澀，當保護眼睛的淚液減少時，容易對眼球角膜與結膜造成影響，傷害眼睛。若長時間打電腦，沒有讓眼睛休息，眼睛處於緊繃的狀態也可能產生飛蚊症的現象，這些眼睛的問題，我們可以來靠「打呵欠」的練習來改善。

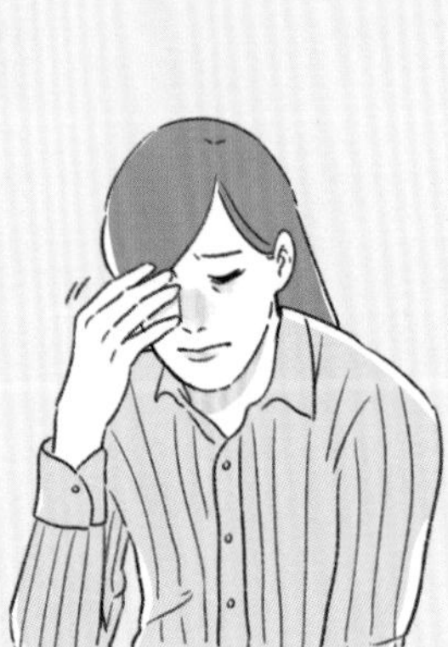

EXERCISE
02

打哈欠練習

改善眼睛疲勞、乾眼症

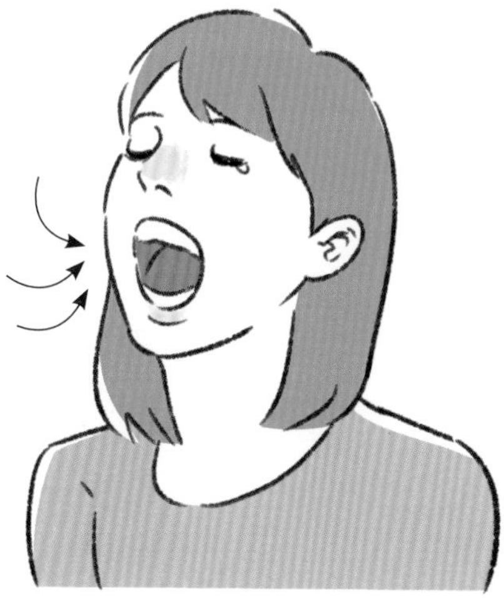

1 吸氣同時將嘴巴開到最大，讓身體自然的打呵欠。

2 打呵欠眼睛所產生的淚液，就讓它保持在眼睛內，不需要擦乾。

3 一個結束可以接著下一個，每一回練習共打 10 次的哈欠。

改善眉心、眼部常見的症狀

3C眼疲勞

很多人一整天都面對著電腦或是手機，低頭族幾乎都會有眼睛疲勞的問題，甚至產生乾眼症、提早老花眼等症狀，但是如果每使用電腦或是手機1小時，就練習下面這個掌心遮眼法的眼睛瑜伽，就能幫助疲勞的眼睛放鬆，改善眼睛的血液循環。

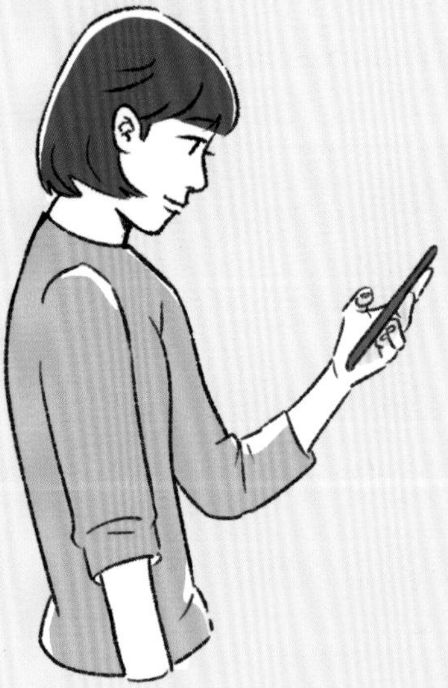

掌心遮眼法

改善3C眼疲勞

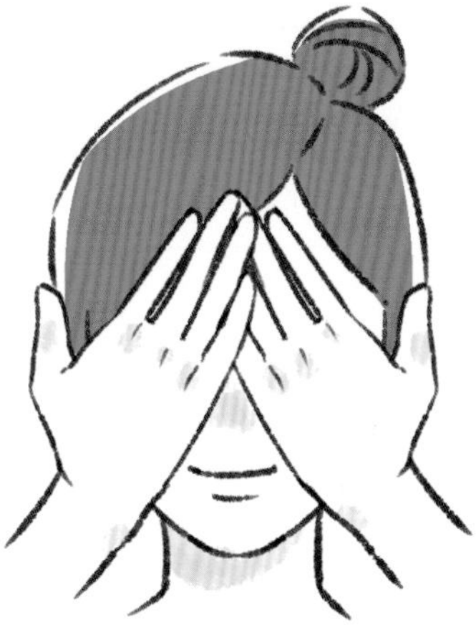

1 兩眼輕輕的閉上，讓手掌彎曲成雞蛋狀。

2 手心的凹陷處，剛好放於眼睛上方，左手蓋左眼，右手蓋右眼。需要讓眼睛處於全黑狀態。

3 讓手心內側僅靠鼻翼，確認沒有任何光線可進入。

4 手掌的底部，輕輕觸碰在眼眶上方、顴骨下方，頭、頸與背可以成一條線，避免身體緊繃，找到自己舒服的姿勢，讓身體全然的放鬆。

5 停留這樣的遮眼法至少 3 分鐘。

改善眉心、眼部常見的症狀

憂鬱、失眠

一點凝視法(Trataka)在傳統的瑜伽中是屬於一種清潔法，可以幫助眼睛更清晰、更明亮，舒緩神經緊張跟憂鬱、失眠，更可以加強注意力跟專注力，這是進入靜心很好的一個練習，可以平衡我們的眉心輪。

當我們眼睛專注在一件事物上，可以幫助舒緩我們平常的用眼過度與失慮過多造成的失眠，更能增強記憶力，讓大腦集中，喚醒內在的覺知。

一點凝視法

改善憂鬱、失眠

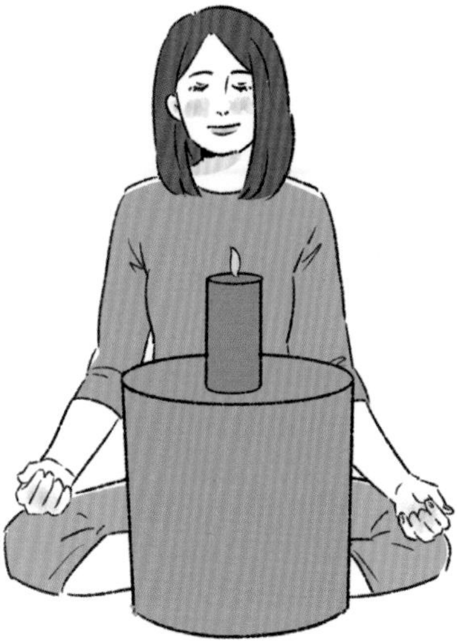

1 關掉房間的燈，找到一個舒服的坐姿。

2 在正前方 30 至 60 公分的距離，點一支蠟燭，蠟燭的高度跟眼睛呈水平。

3 全神貫注地凝視火焰最亮的部分，盡量不要眨眼睛。

4 一直到眼睛疲累或有淚液流出來，再閉上眼睛。

5 心裡要繼續凝視出現在心靈螢幕上的火焰餘影。

6 當餘影消失時，再打開眼睛繼續專注凝視火焰最亮的部分。

7 重複 4 至 6 步驟，持續這樣的練習 10 至 15 分鐘，才結束練習。

改善眉心、眼部常見的症狀

用眼過度引起的頭痛

用眼過度容易引起頭痛，下列的看近看遠移動法，不只適用於疼痛的當下，或是當症狀反覆地發作時，還能強化眼球的靈活度，幫助眼球肌群得到訓練與放鬆。

當我們往遠處看時，同時能刺激我們的右腦，而當我們向近處看時，會作用到我們的左腦，所以藉由下面的練習方法，可以幫助左右腦平衡，使大腦放鬆。這樣的練習可以舒緩因為長期用眼或凝視某一點所產生的疲勞。

EXERCISE
05

看近看遠移動法

幫助左右腦平衡，使大腦放鬆

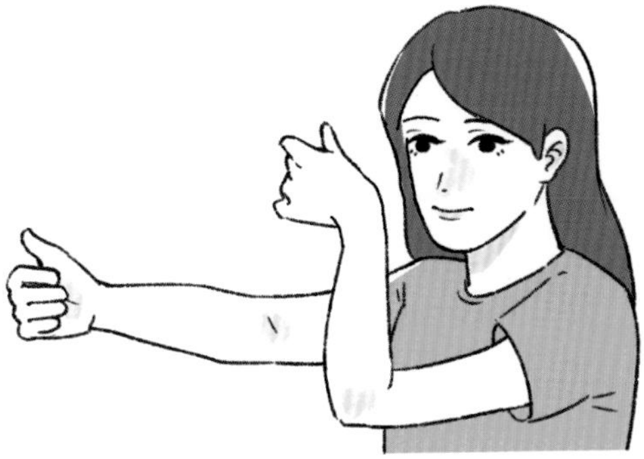

1 右手握拳豎起大拇指，向正前方伸直，同時左手豎起大拇指，放在鼻子前方。保持練習過程中脖子不做任何的移動。

2 右手水平的往右邊移動，視線跟著右大拇指一起移動最右側，之後再回來正中央，重複 3 次。

3 視線回到靠近端的左大拇指上，停 5 秒，再轉換到遠端的右大拇指，停 5 秒，重複 5 回。

4 換左大拇指伸直到遠方，右大拇指回近端。

5 左手水平的往左邊移動，視線跟著左大拇指一起移動最左側，之後再回來正中央，重複 3 次。

6 視線回到靠近端的右大拇指上，停 5 秒，再轉換到遠端的左大拇指，停 5 秒，重複 5 回。

7 雙手手掌相互摩擦生熱，再用掌心遮眼法，感受熱氣溫暖眼睛，保持掌內不要有任何的光線，也不要觸碰到眼球，一直感受到沒熱度，重新摩擦手掌，溫熱眼睛，一共溫熱 3 次。

8 重複 1 至 7 步驟共 5 回。

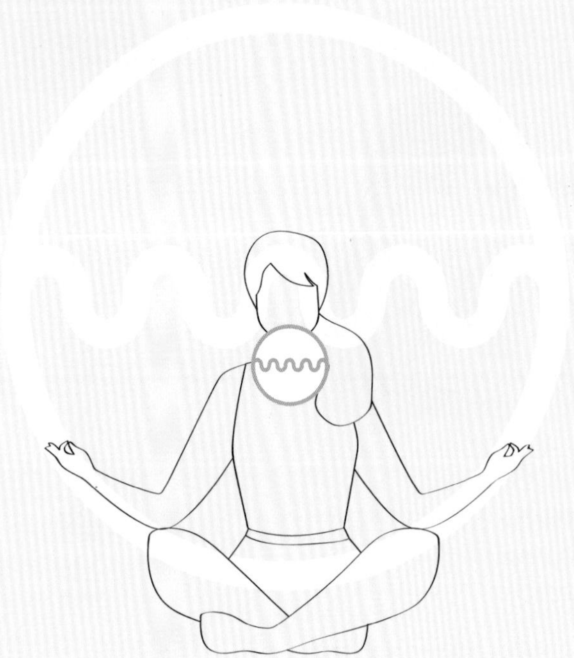

喉輪失衡

喉輪

・元素・ 聲音和乙太

・掌管・ 肩頸部、甲狀腺

喉輪，是我們甲狀腺體的所在處。頸部在我們的肩膀和身體軀幹的上方，是安放頭部的基底，頸椎的位置也意味著我們如何面對這一個世界。

是我們情緒溝通的中心，各種的情緒會從腹部和胸腔往上到頸部，在這裡轉化成為思想和語言。當內在承受過多的混亂跟衝突，這樣的能量就會轉換成痠痛的感受，累積在頸部的壓力，表示目前所承擔的責任已經超出自已的能力範圍了，過重的負荷就會產生頸部的疼痛。

當喉輪平衡的時候，我們可以有效地表達自己的需求、想法跟渴望；失衡的喉輪會讓我們比較容易有挫敗和疏離感，無法有效地表達自己。

· ESSENTIAL OIL ·

精油芳療

百里香：可以幫助滋養身體，處理呼吸道跟免疫系統，對於改善失聲與喉嚨痛都有很好的幫助。

茶樹：茶樹最有名的就是抗菌，有止痛與抗發炎的幫助，對於口角炎、鵝口瘡、唇皰疹等有很好的修復功能，也適合用於呼吸道感染，有化痰的功能。

冷杉：有止痛、抗粘膜炎與去痰的幫助。冷杉的形狀就像是一把大雨傘，高聳的杉樹從宇宙中吸取能量來滋養萬物，有補氣的作用，可以為我們的心靈帶來安全感。

薄荷：有止痛的效果，可以舒緩各種不同的疼痛，對於咳嗽、支氣管炎、咽喉感染等問題，都有很好的幫助。在心靈層面上，可以幫助我們轉換角度，用不一樣的思考模式來對待事情。

使用方法

1. 選擇1至3種自己喜歡的香氣，加入擴香機內，透過呼吸來調節呼吸系統。
2. 可以將自己喜歡的精油一共3至5滴，滴入15 ml溫熱水中，或滴在熱毛巾上，熱敷頸部或喉嚨處。
3. 選擇1滴適合的精油，搭配5 ml分餾椰子油，塗抹於患處。

DECLARATION

香氣宣言

親愛的自己，我願意放下我的擔憂與執著、敞開心房，真誠的表達我自己，謝謝你。

喉輪 使用筋膜球先放鬆

現代人工作緊盯電腦螢幕，下班搭車滑手機、做家事滑手機、無時無刻都讓會不由自主地呈現低頭姿勢，一天下來，低頭用電腦跟手機高達10小時以上，長久下來肩頸僵硬，甚至脖子、背部痠痛，這些都是頸椎病的前兆，甚至脖子後腫了一塊，出現所謂「富貴包」，久而久之更可能都會引發頸椎退化性關節炎、椎間盤突出症等疾病。

練習步驟

01 筋膜球按摩頸椎兩側

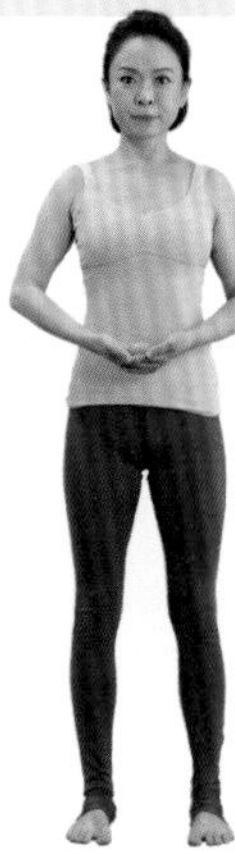

1 食指互扣，將筋膜球放於手中。

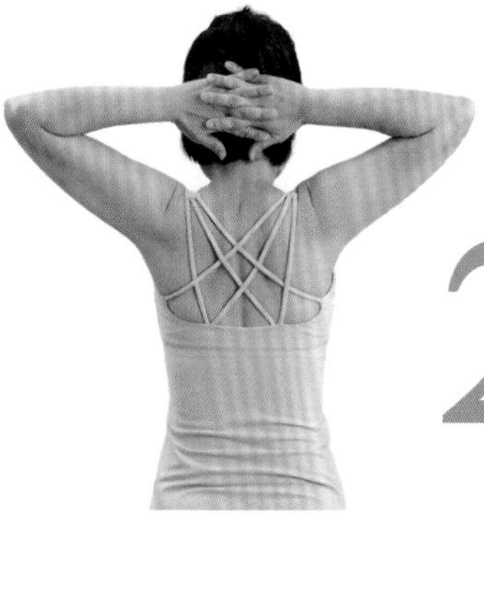

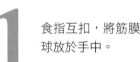

2 手掌和筋膜球放置頸椎與頭顱的交會點。

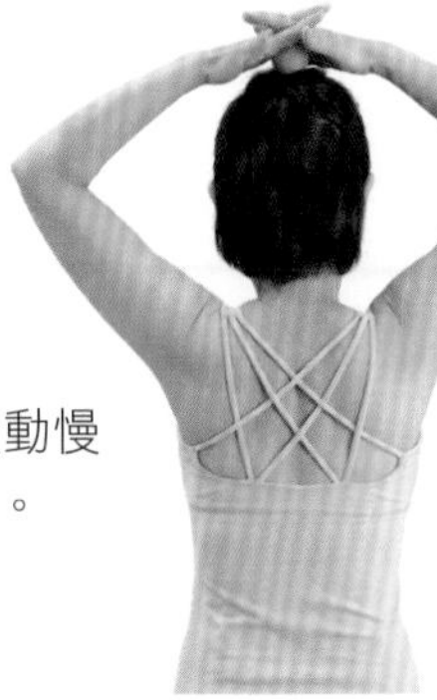

3 筋膜球往上滾動慢慢移動到頭頂。

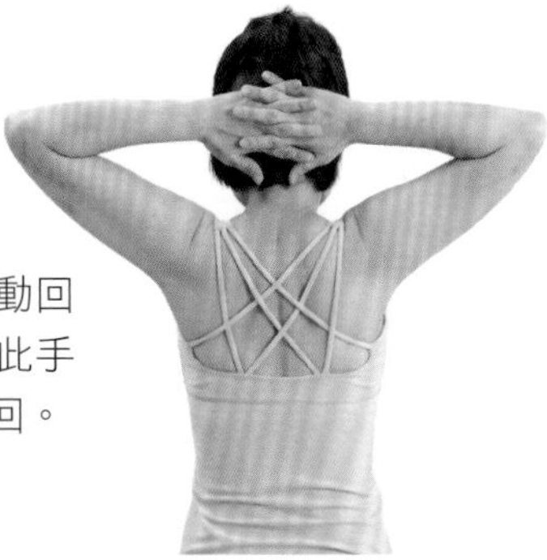

4 筋膜球慢慢往下滾動回到頸椎的部位，如此手掌上下移動按摩八回。

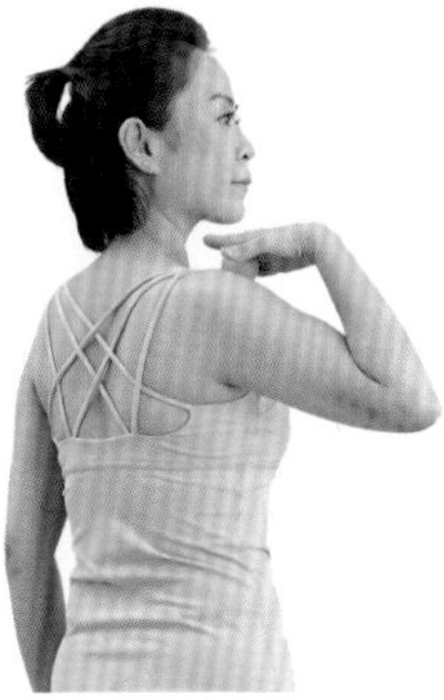

5 再把球從頸椎滾到肩膀。

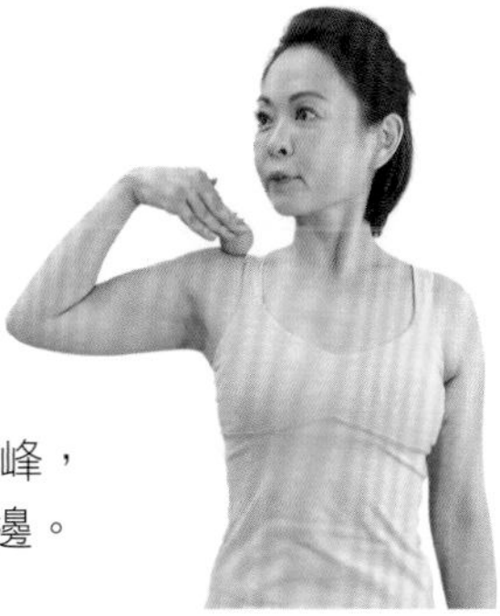

6 從肩膀再滾到肩峰，右邊做完再換左邊。

練習步驟

02

徒手按摩放鬆頭肩部，代謝排毒

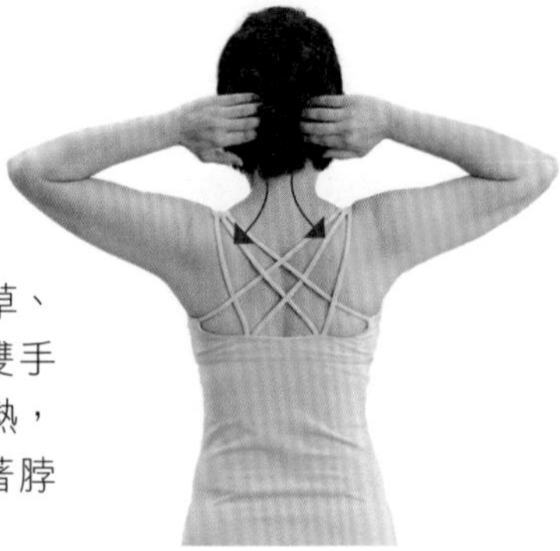

取茶樹、薰衣草、檸檬精油，在雙手手掌中塗抹搓熱，手掌從耳後沿著脖子，往下按摩。

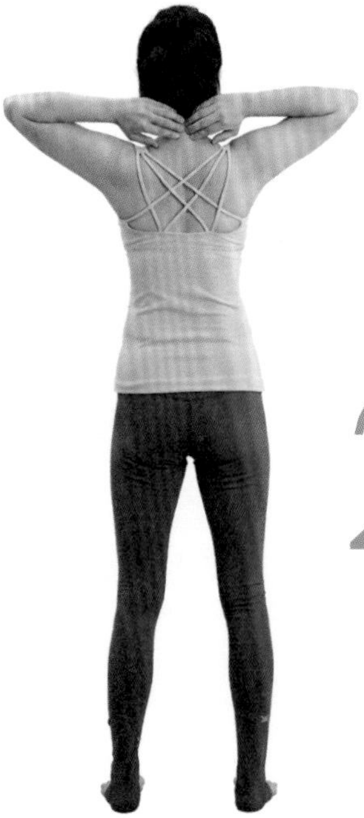

一路按到肩膀處停留30秒。

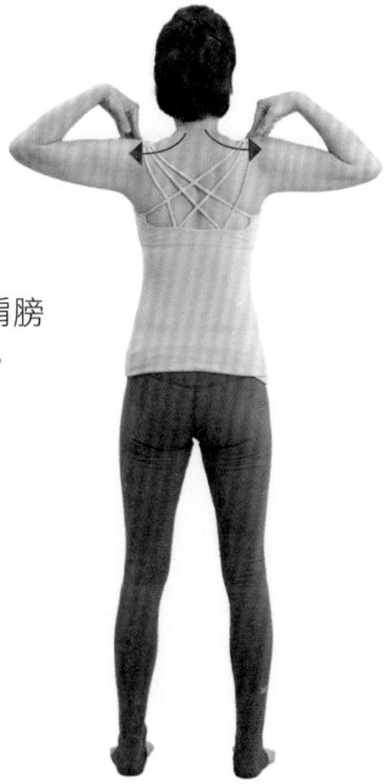

3 再從兩側肩膀處往外按。

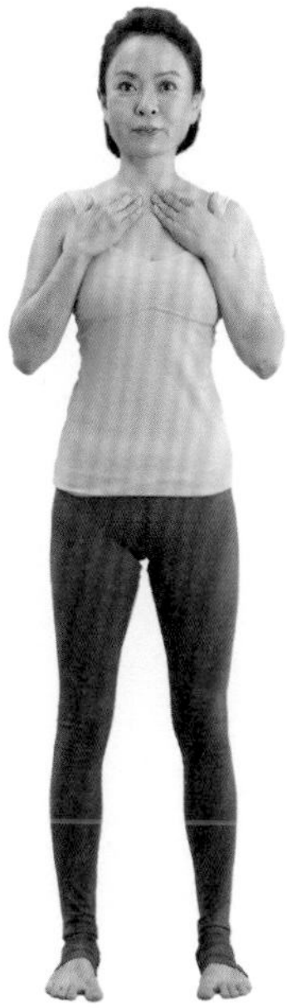

4 慢慢移動到前側鎖骨處，停留 30 秒。

5 重複 1~4，共五次。

筋膜鬆一鬆

改善肩頸部常見的症狀

肩頸僵硬、痠痛

現在人幾乎都有頸肩僵硬痠痛的問題，痠痛的部位肌肉會有僵硬感或沉重感，會發生在耳朵到肩膀處還有背後肩胛骨間的位子。肩頸受涼，或是長期久坐伏案，導致肩頸關節淤堵，氣血運行不通暢，久而久之，肩頸關節及周圍肌肉缺少氣血滋養，就會逐漸變得僵硬，緊繃，勞損痠痛，不靈活。痠痛不舒服因此而產生。

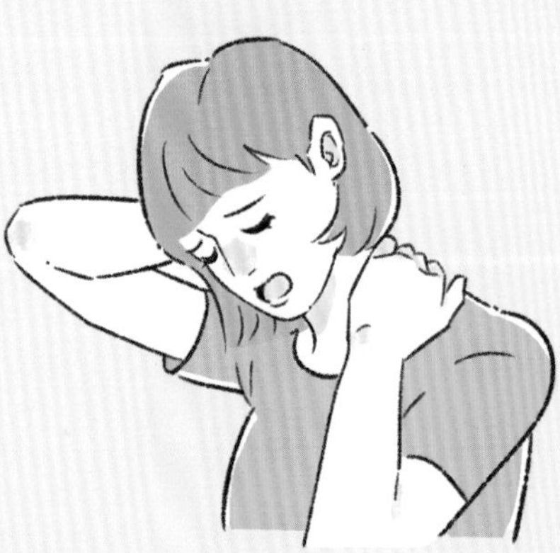

EXERCISE 01

伸展肩頸的毛巾操

改善肩頸僵硬、痠痛

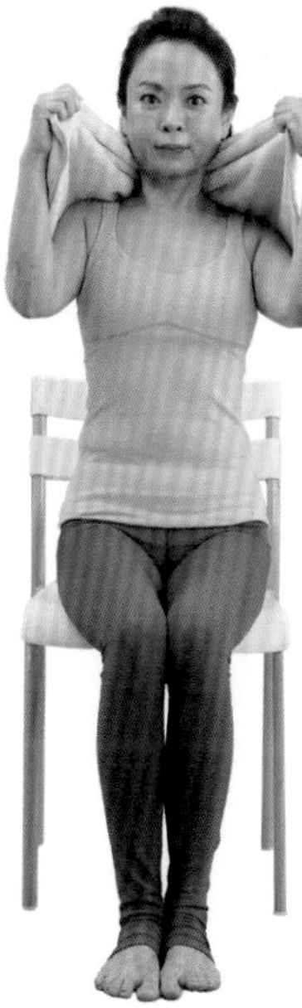

1 採坐姿，把毛巾放到頸椎跟頭顱之間。

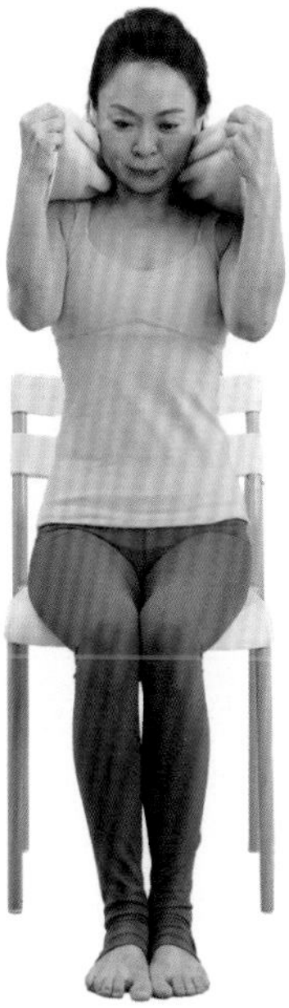

2 吸氣時，維持頸椎拉長，下巴收、頭低，停留 20 秒。

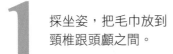

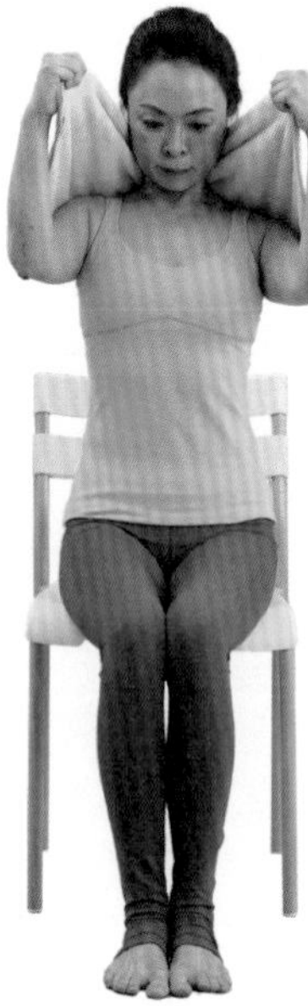

3

毛巾往上拉長，下巴再收，頭往下延伸頸部，停留 20 秒，頭回正，可重複三至五回。

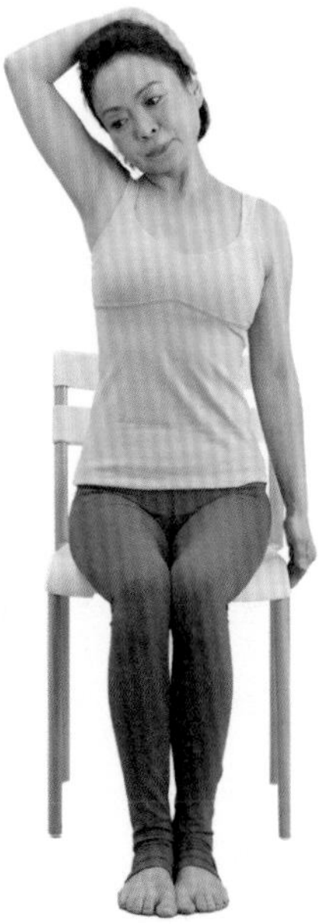

4

拿掉毛巾，右手摸左耳朵，頭往右邊倒，停留 10 秒。

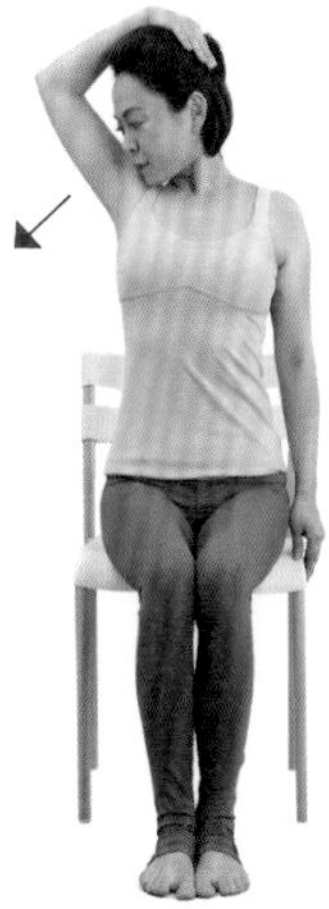

5 頭往腋下右下方看，停留 5 秒。

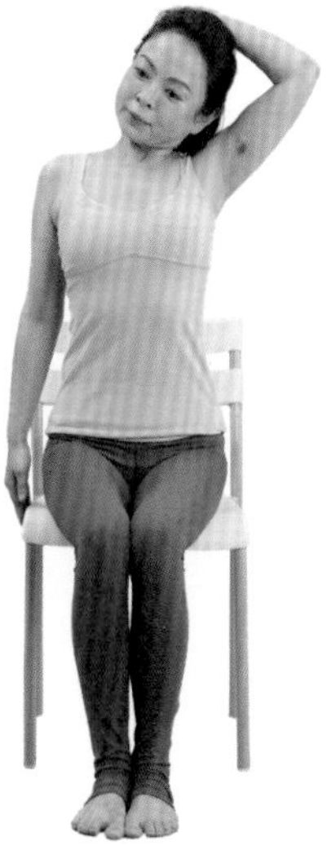

6 頭回正，並換左手摸右耳朵，頭往左邊倒，停留 10 秒。

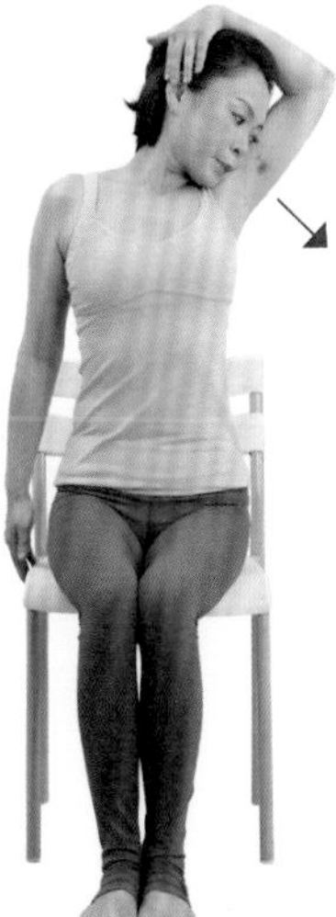

7 頭部往腋下左下方看，停留 5 秒。

筋膜鬆一鬆

改善肩頸部常見的症狀

頸椎後側痠痛

脖子後側疼痛的原因很多，常見的有以下幾種原因：長時間低頭工作、使用電腦、高枕睡眠、開車時間過長等等使頸椎發生病變。頸部肌肉過度使用勞損，出現肌肉僵硬、緊張，造成肌肉和筋膜供血不足等。這也是背部筋膜緊繃可能會出現的症狀。

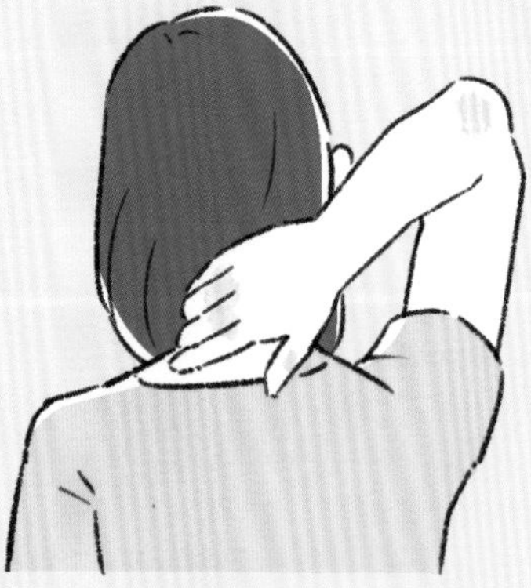

EXERCISE
02

捲骨盆往上

改善頸椎後側痠痛

1 躺姿，雙腳彎曲於地上，吸氣預備。

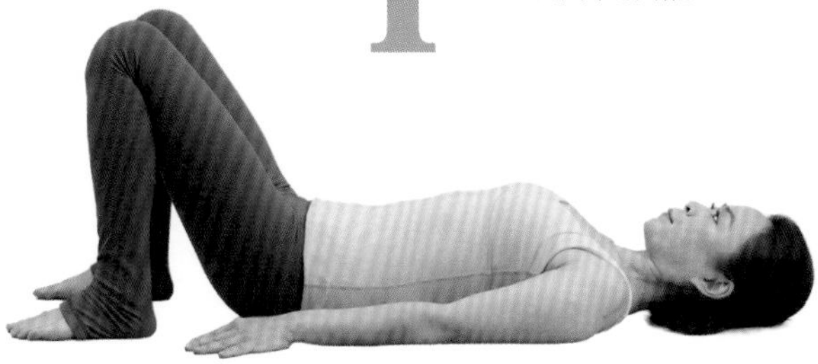

2 吐氣，肚子往內挖，從屁股開始離地抬起，一節一節卷骨盆往上，感受脊椎一節一節的運作。

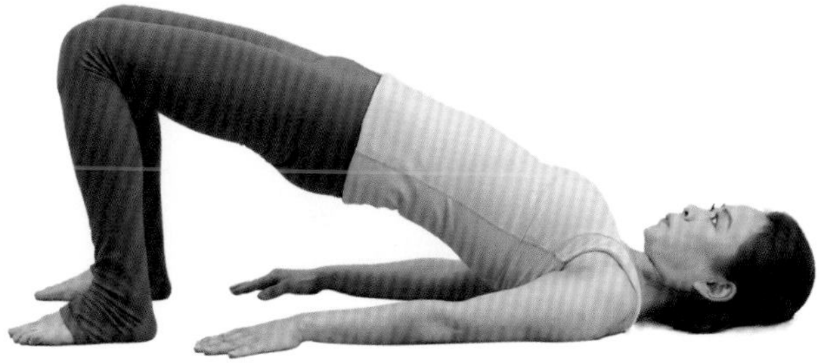

3 吐氣，雙手拉到耳邊。

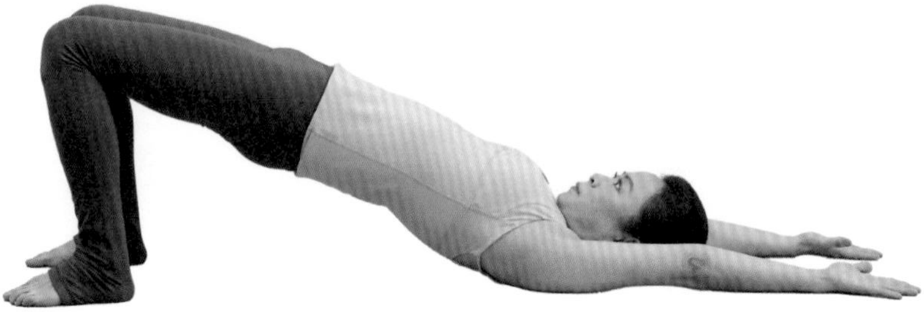

4 吸氣，手拉回指向天空。

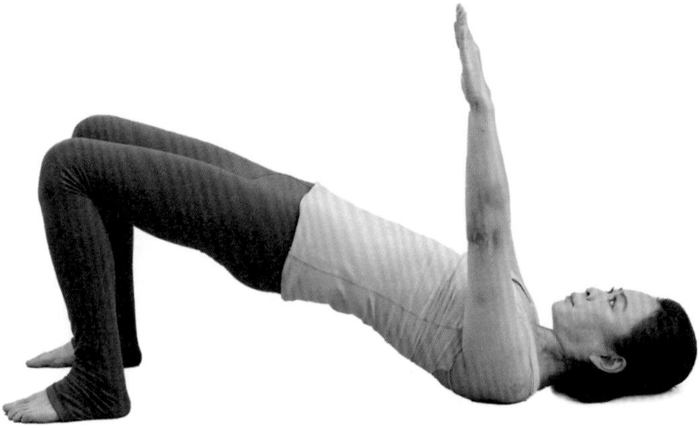

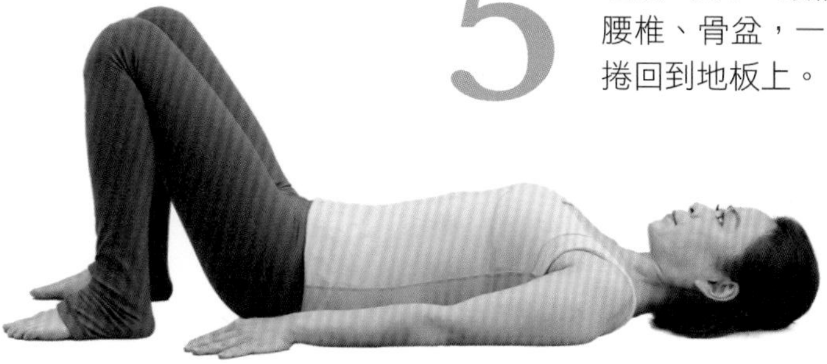

5 吐氣，雙手、頸椎、胸椎、腰椎、骨盆，一節一節的捲回到地板上。

6 重複步驟 1 至 5，共八次。

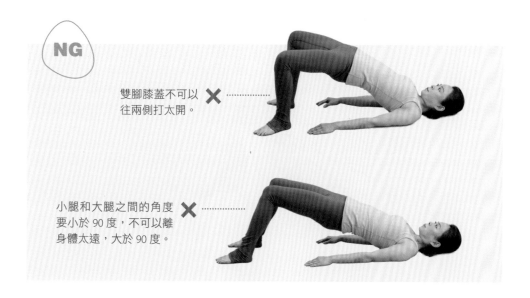

NG

雙腳膝蓋不可以往兩側打太開。

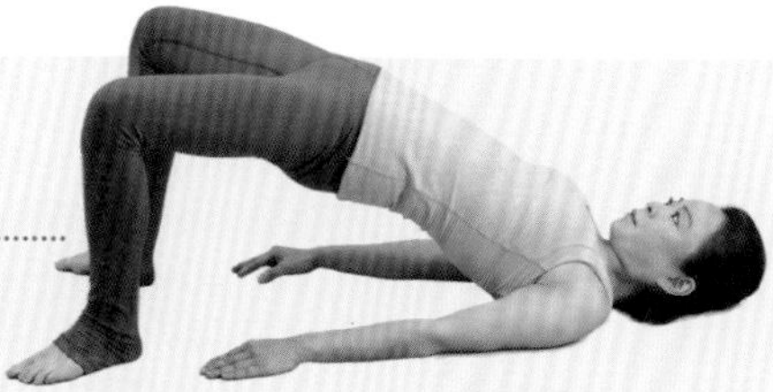

小腿和大腿之間的角度要小於 90 度，不可以離身體太遠，大於 90 度。

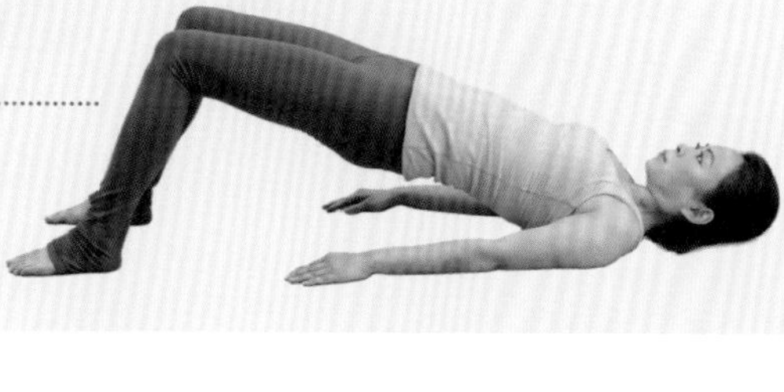

筋膜鬆一鬆

改善肩頸部常見的症狀

偏頭痛

偏頭痛是臨床最常見的原發性頭痛，多偏單邊，嚴重時會伴隨著噁心、嘔吐。偏頭痛是一種常見的慢性神經血管性疾病，偏頭痛是現代社會不少人會面臨到的問題，真正麻煩的，不只是疼痛的當下，當症狀反覆地發作，真的是會人困擾不已。

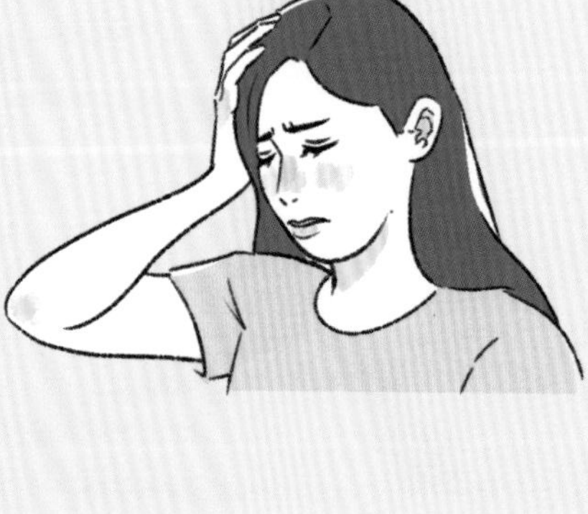

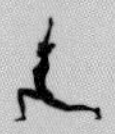

EXERCISE
03

躺姿拉拉頭

改善偏頭痛

1

雙腳彎曲在地板上，拿一條毛巾圍繞頭顱跟頸椎處。

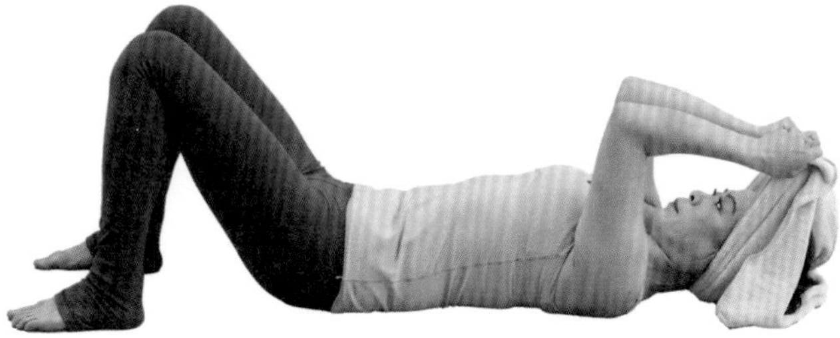

2

吸氣，拉長脖子後側，吐氣，左手拉毛巾，頭往右邊轉，停留 5 秒。

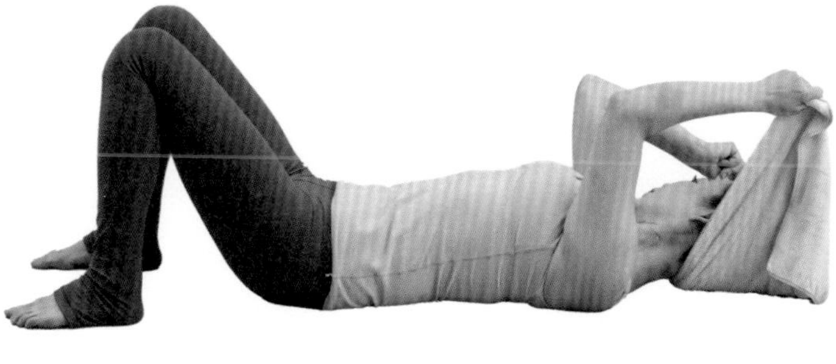

3 吸氣，讓脖子回到正前方，吐氣，右手拉毛巾，頭往左邊轉停留 5 個呼吸。

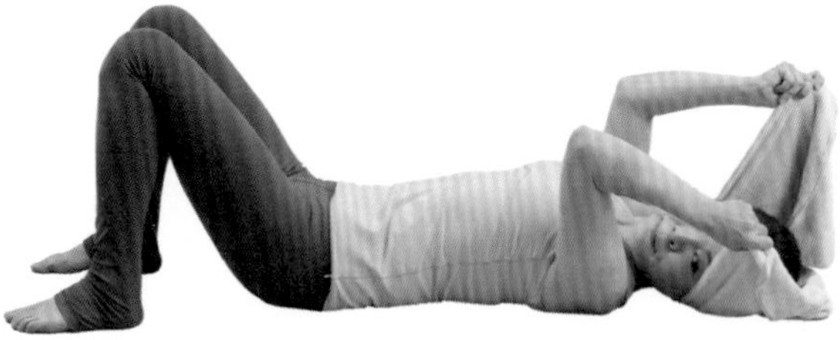

4 吸氣，讓脖子回到正前方，吐氣，左手拉毛巾，頭往右下方邊轉停留 5 個呼吸。

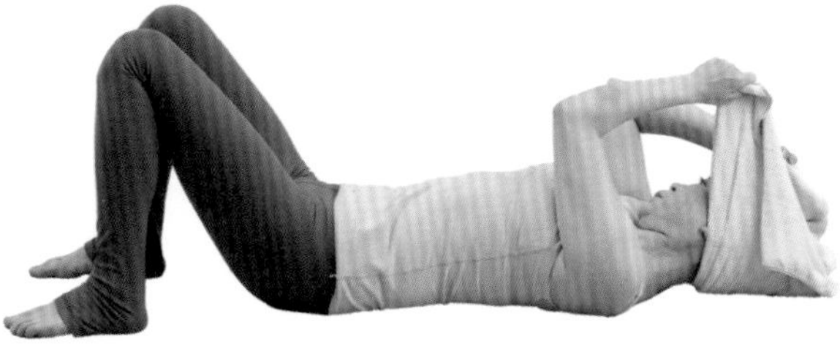

5 吸氣，讓脖子回到正前方，吐氣，右手拉毛巾，頭往左下方邊轉停留 5 個呼吸。

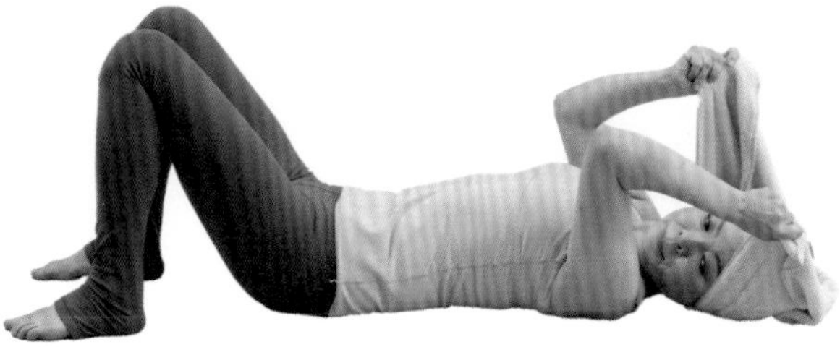

6 吸氣回正，拉長正後方的頸椎，停留 5 個呼吸。

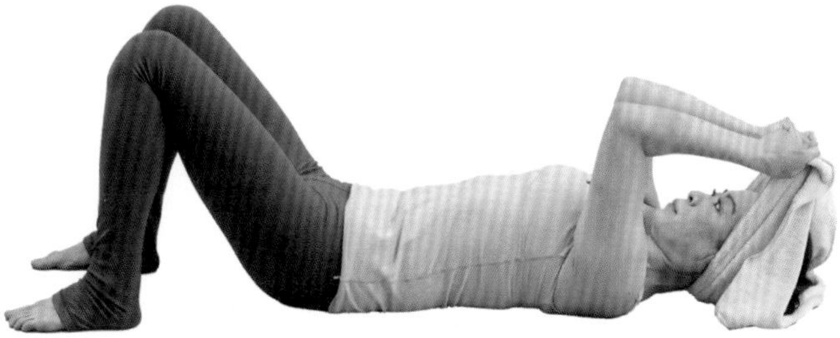

7 做整組動作時，要注意把意識放在脖子的正後方跟左右兩側。

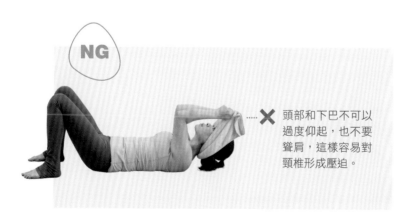

NG

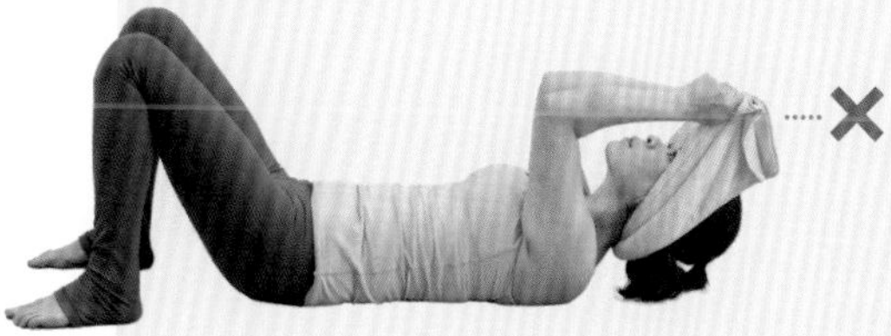

✕ 頭部和下巴不可以過度仰起，也不要聳肩，這樣容易對頸椎形成壓迫。

筋膜鬆一鬆

改善肩頸部常見的症狀

頸椎椎間盤突出

中樞神經包括腦與脊髓，腦被堅固的顱骨所保護著，長長的脊髓則被背部一節節的『脊椎骨』所保護，俗稱龍骨。脊椎骨與脊椎骨之間有果凍狀的軟骨充當緩衝墊，這種就稱為椎間盤。如果椎間盤變形、移位或破裂就會壓迫到附近的脊髓與脊神經，造成長期酸麻與疼痛，這就是椎間盤突出。而頸椎間盤突出是頸椎間盤退化不良，姿勢不正確造成的，會導致纖維破壞，壓迫到頸椎神經元引起各種不同部位的痠痛麻症狀。

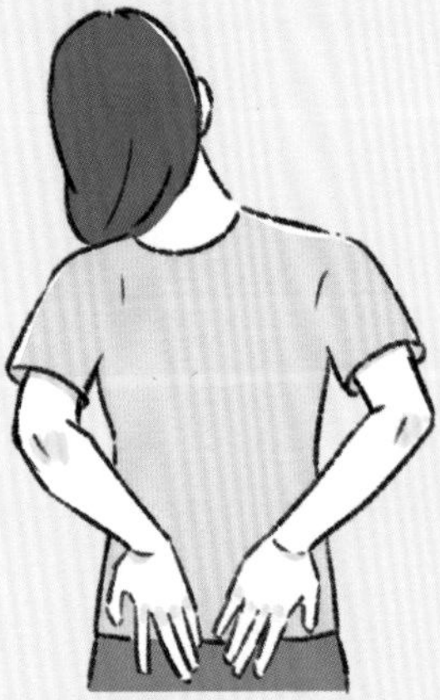

EXERCISE
04

躺姿抱頭

頸椎椎間盤突出

1 躺姿，雙腳彎曲 90 度，踩在地板上，毛巾捲成蛋捲狀，枕在脖子後方。

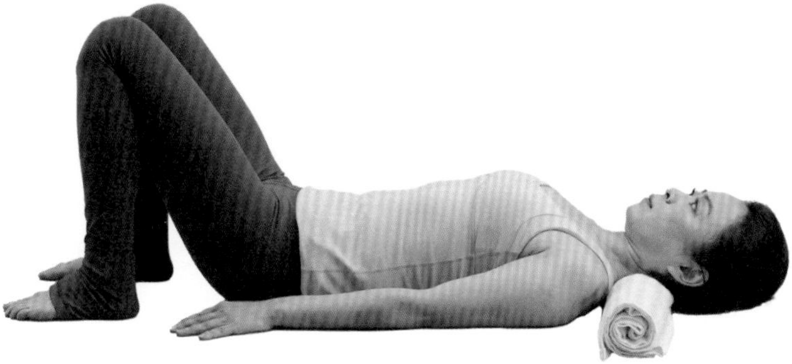

2

雙手十指互扣，像曬太陽般雙手枕在後腦勺，吸氣，拉長頸椎 1、2 節。

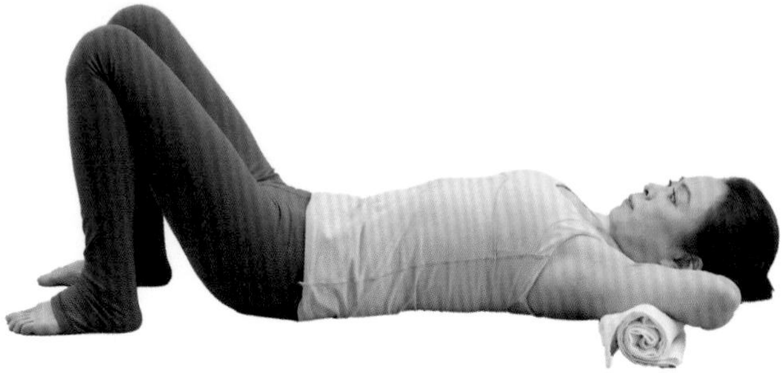

3

吐氣，肚子往內挖，肋骨往下滑，手肘往兩側拉平，頸椎拉長離開地板，吸氣，原地停留。

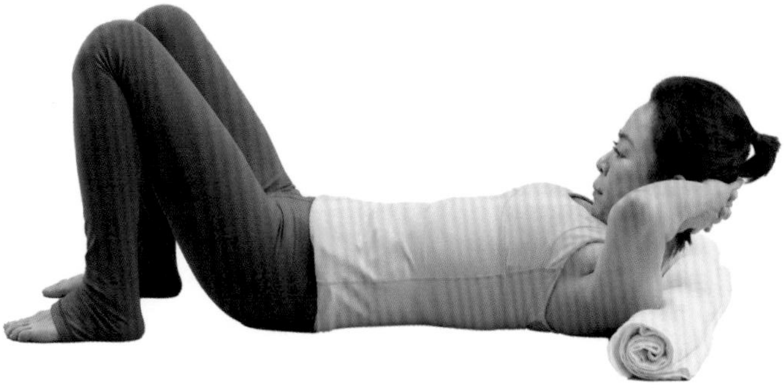

4 吐氣，再慢慢的在躺回地板上。

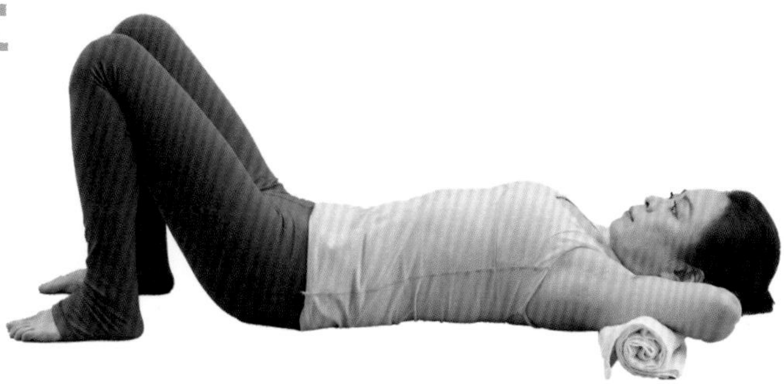

5 重複這樣的吸吐八回合。

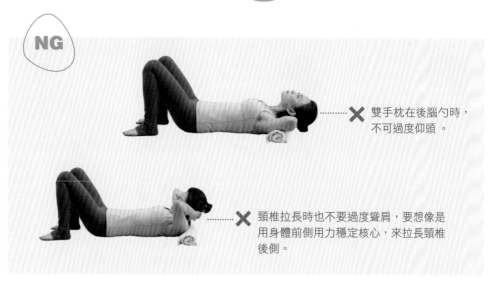

NG

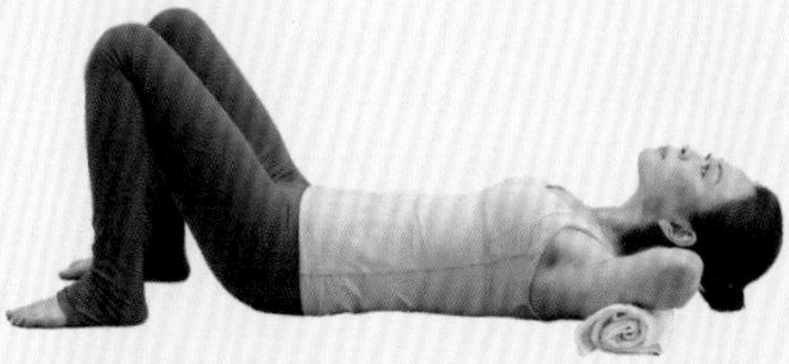

✕ 雙手枕在後腦勺時，不可過度仰頭。

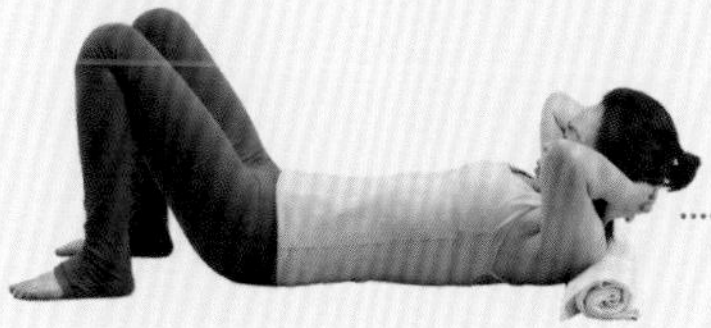

✕ 頸椎拉長時也不要過度聳肩，要想像是用身體前側用力穩定核心，來拉長頸椎後側。

•COLUMN•

3C族群容易發生的痠痛和原因

你也是低頭一族嗎？為了你的頸椎跟上背、請好好的抬起頭吧，別一直低頭盯著螢幕了！復健科門診發現頸椎退化相關的疾病愈來愈普遍。根據研究，低頭時頸部每彎曲5度，就要多承受約5磅的壓力；彎曲60度就要承受60磅（即27公斤）的壓力，長期下來很容易導致頸椎長骨刺，壓迫神經和脊髓。

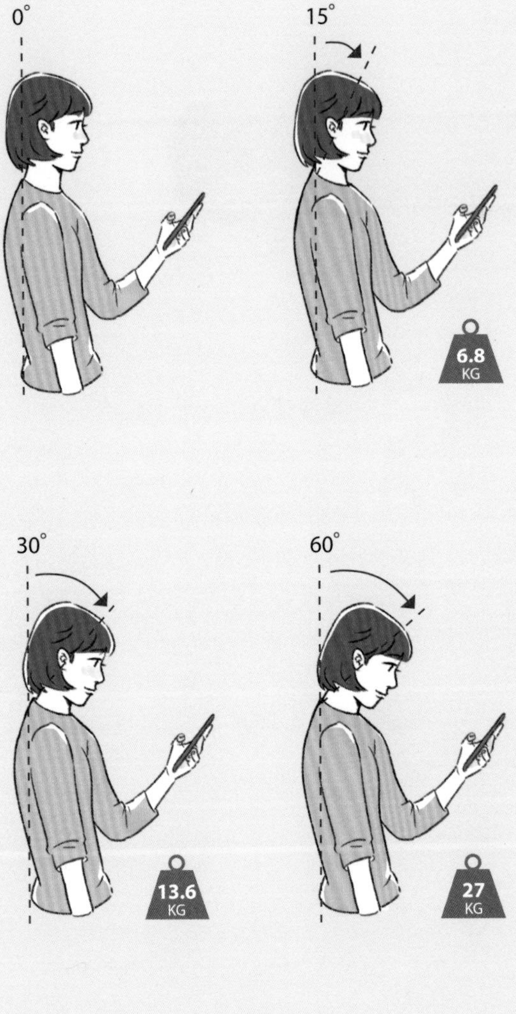

肩頸痠痛老是跟隨著你嗎？快先從調整你使用手機的姿勢開始吧！我們在生活中會頻繁的使用到手機，但是使用過程中如果姿勢不對，是會對我們的身體造成一定傷害的，那麼如何掌握正確的手機使用姿勢呢？

1. 脖子抬起：避免低頭，脖子抬起與背部呈水平狀態，手機的視角要略低於眼睛的位置。
2. 手機與眼睛的距離：手機與眼睛的距離保持在30公分左右。
3. 雙手操作手機：用雙手握住手機，兩隻手的大拇指同時進行界面操作。

重點提示

若單手操作手機，手部固定在一定位置作重複、過度的活動，肌腱和腱鞘頻繁重複的發生摩擦，會容易出現手部水腫，嚴重的話更會引發腱鞘炎。

1. 要維持頸椎正確位置
2. 手機與視線的距離至少維持30公分
3. 雙手拿手機，手肘要在身體兩側

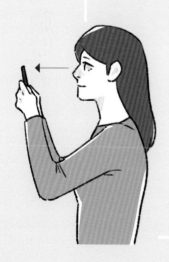

•COLUMN•

上班族要留意！使用電腦時的正確坐姿

痠痛的發生來自於這些不起眼的小細節，坐對了嗎？現代人一天的時間花了至少有八小時會在電腦前面，這樣長的時間裡，處於在錯誤的姿勢下，那麼就是在傷害自己的身體。

【視線與電腦螢幕】

視線須正視在螢幕上，保持頸椎在正確的位置。

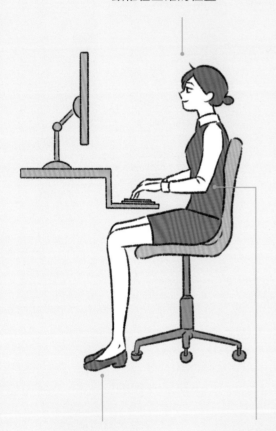

【雙腳與地板的】

雙腳必須都能夠平穩地踩在地板上。

【手肘跟桌子】

手肘最好垂直座落在肩膀下，避免整個往前拉長。

【手掌跟滑鼠】

保持手掌在滑鼠的正上方。

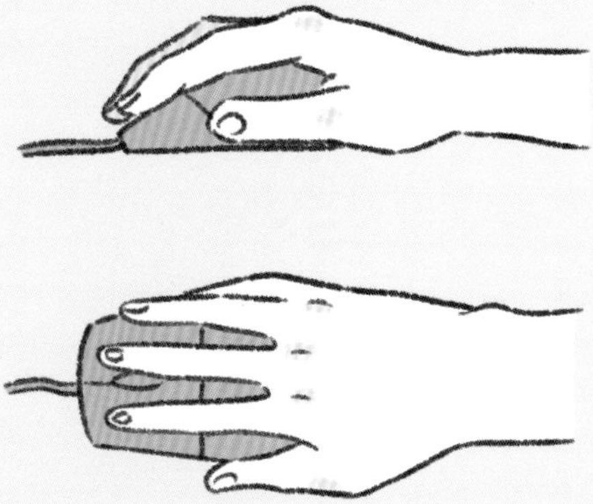

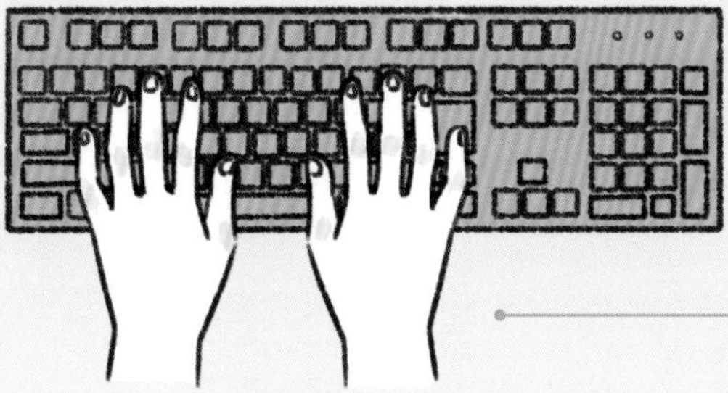

【雙手跟鍵盤】

雙手必須平放在鍵盤上，盡量避免讓腕關節歪斜。

心輪失衡

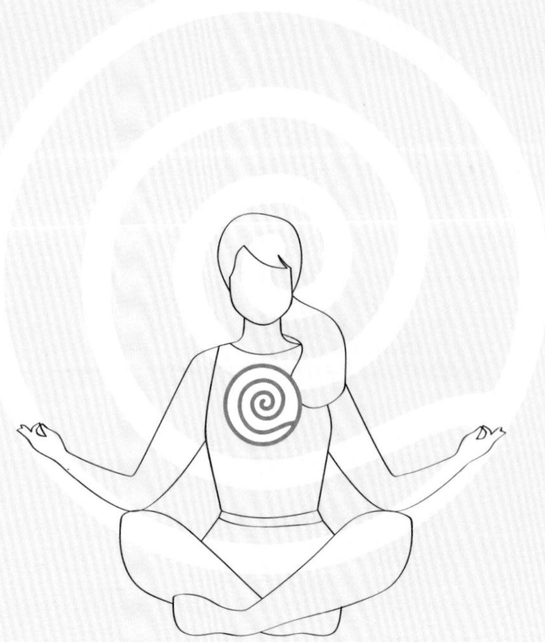

心輪

・元素・ 空氣
・掌管・ 上背、手臂和胸部

心輪在生理層面上代表著胸線，同時也影響著我們的心血管系統、呼吸系統、循環系統與免疫系統、甲狀腺、副甲狀腺，同時也包括了我們的心臟、肺臟、乳房、雙手、上背等等。胸腔內所有肢體的心靈能量部位來看，心臟是最重要的，心輪的失衡同時也是我們長期過度的保護自己，把自己相關的情緒都封閉了起來，這樣的武裝雖然可以避開傷痛和他人的攻擊，但是也會隔絕了溫暖與愛。

雙手是愛的延伸，我們展開雙手來擁抱自己與他人，雙手長期冰冷，也是心輪失衡的現象，你是不是強硬的偽裝自己的情緒，但其實真實的你是害怕受傷害的，也因為害怕受傷，所以不敢去愛。

· ESSENTIAL OIL ·

精油芳療

野橘：有著滿滿太陽的能量，可以幫助平衡我們緊張的情緒，也可以幫助改善因為情緒所產生的心悸、胸悶、恐懼、心臟區域疼痛等等。

馬鬱蘭：作用於我們的心血管與肌肉骨骼系統，可以降低高血壓的狀態，和薰衣草一起使用，更可以改善關節緊繃僵硬的問題。

尤加利：有止痛、抗發炎作用，可以改善血液循環，舒緩肌肉疲勞，主要也作用於呼吸系統，強化免疫力，同時也能激勵心靈與增加自信。

苦橙葉：主要作用於情緒的平衡，為神經系統帶來激勵跟鎮定的功能，能夠緩和快速的心跳、調理呼吸的節奏，安撫憤怒、恐慌和憂鬱的情緒。

檀香：可以保護心血管系統，提升中樞神經的含氧量，主要用於情緒平衡、肌肉骨骼與神經系統，可舒緩精神混亂跟憂鬱。

使用方法

1. 選擇1至3種自已喜歡香氣的精油，加入擴香機內擴香。
2. 選擇1滴適合的精油，加入5ml分餾椰子油，塗抹於患處。
3. 選擇1滴喜歡的精油，加入5ml分餾椰子油，塗抹於胸前。

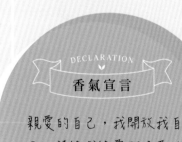

DECLARATION

香氣宣言

親愛的自己，我開放我自己，請給我給愛與接受的能力，謝謝你！

心輪 使用筋膜球先放鬆

手臂前後因深處和淺處筋膜的緊繃，是造成胸悶與肩胛、肩膀、手肘、手腕緊繃、僵硬的主要因素，要改善所有關於手的酸麻痛症狀，就要找到源頭並放鬆。下列這組手臂肩膀的徒手按摩可鬆弛手臂前後筋膜。建議搭配使用馬鬱蘭、薄荷的複方精油。

練習步驟

01 徒手按摩 手臂淺、深前線

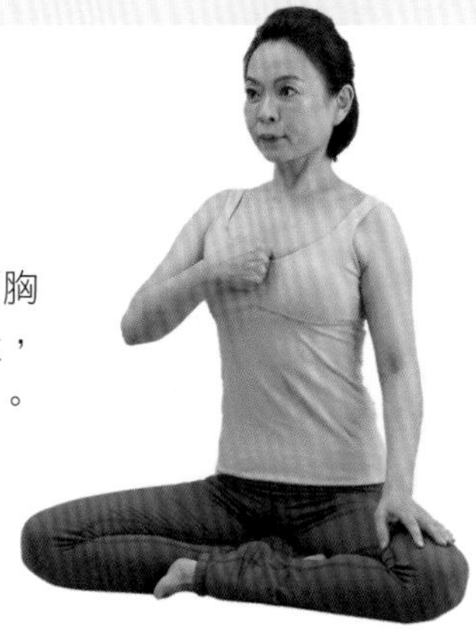

1 手握拳，放在兩胸間用輕柔的力量，上下滑動 3 分鐘。

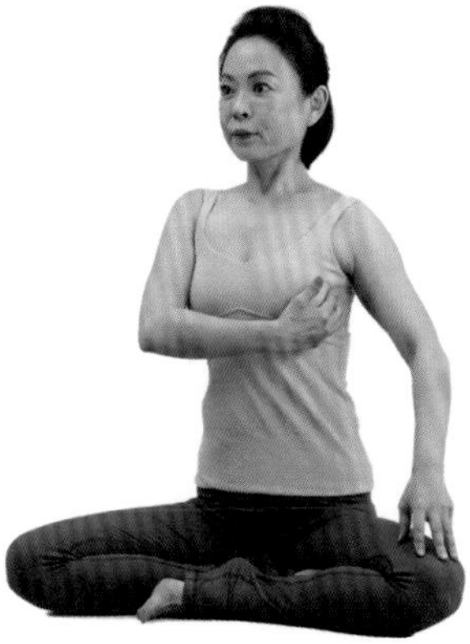

2 四隻手指頭放在腋下，從上手臂根部往胸部外側揉捏，左右兩側均要揉捏。

練習步驟

02 筋膜球鬆鬆手臂淺、深後線

1

躺姿，把筋膜球放在手肘偏外側的部分定點揉圓。

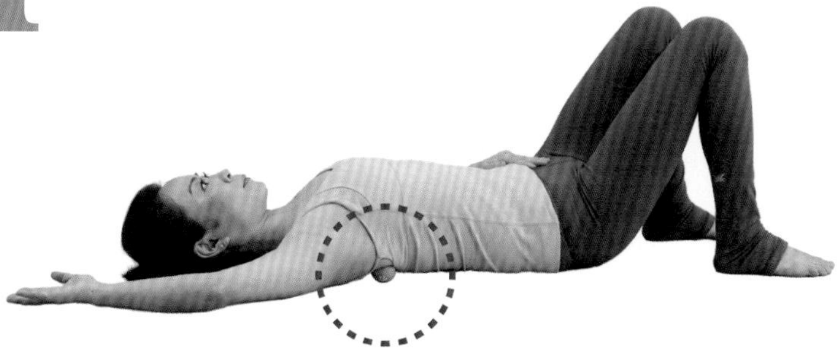

2

把筋膜球放在右肩胛骨內側，身體躺在筋膜球球上，身體在球上下移動十次。再換左側做。

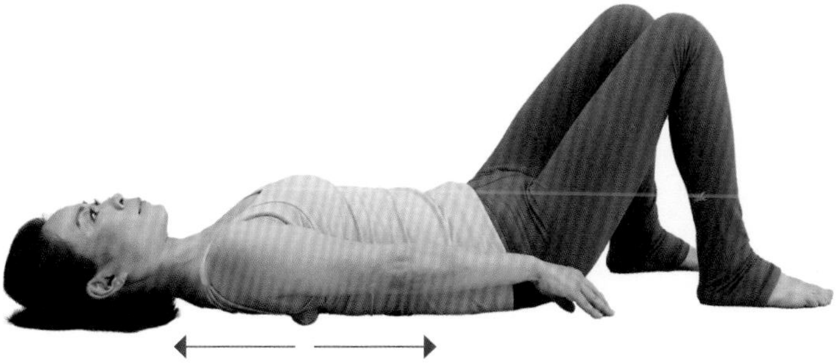

筋膜鬆一鬆

改善胸部常見的症狀

呼吸不順、胸悶

胸悶是一種主觀感覺，就是感覺呼吸費力或是氣不夠用。嚴重的時候，會感到胸口好像被一顆大石頭壓著一樣。

造成呼吸不順的原因有很多，若我們排除了身體上的器質性致病因素，大多數的胸悶都與手臂前側筋膜、手臂後側筋膜的緊繃有關，所以若想要改善呼吸的問題，我們得先從放鬆胸背筋膜線開始。

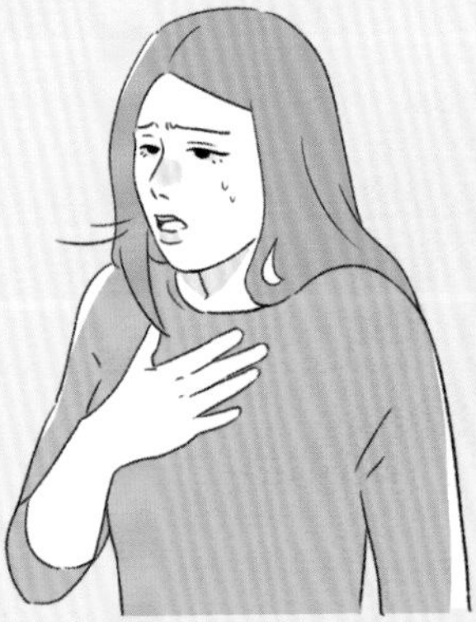

EXERCISE 01

站姿左右轉

改善呼吸不順、胸悶

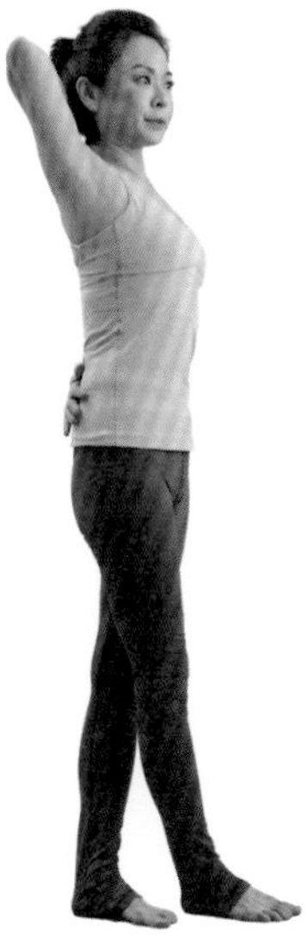

1 站姿。右腳在前、左腳在後。吸氣，右手在後腦勺、左手背在背後。

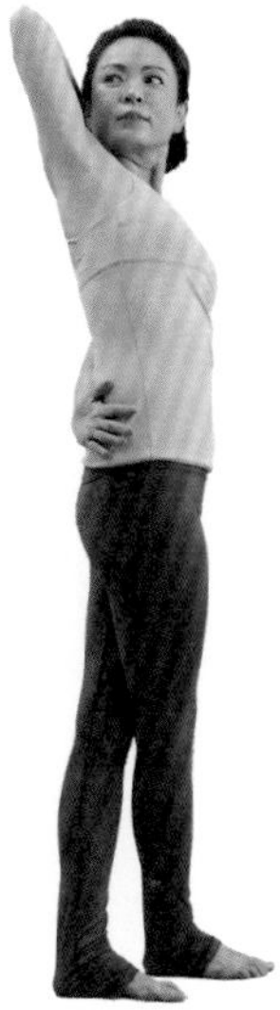

2 吸氣。上半身往右上方轉打開右胸。

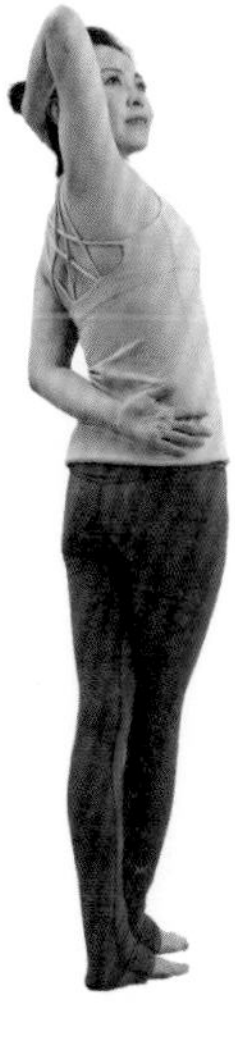

3 再試著往右上方多轉一些，讓胸部展開越大越好。

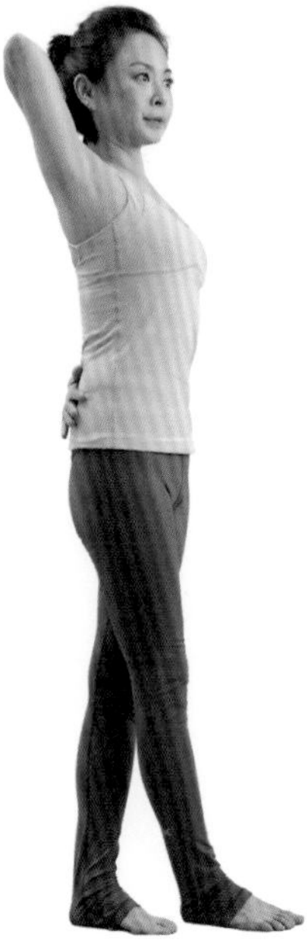

4 慢慢吐氣，身體回到正中的位置。先連續做五次。

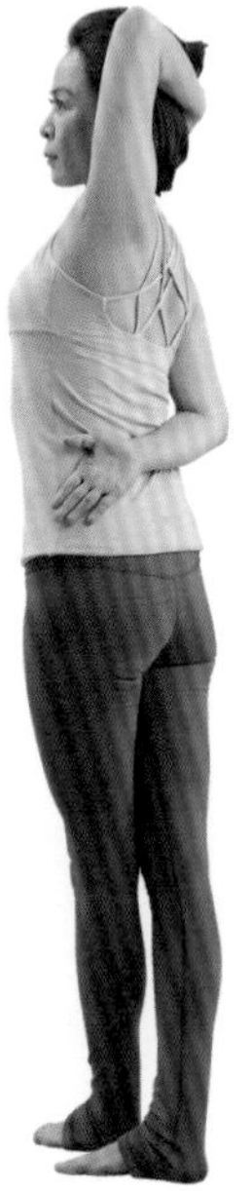

5 吸氣換邊，左腳在前、右腳在後，左手在後腦勺、右手背在背後。

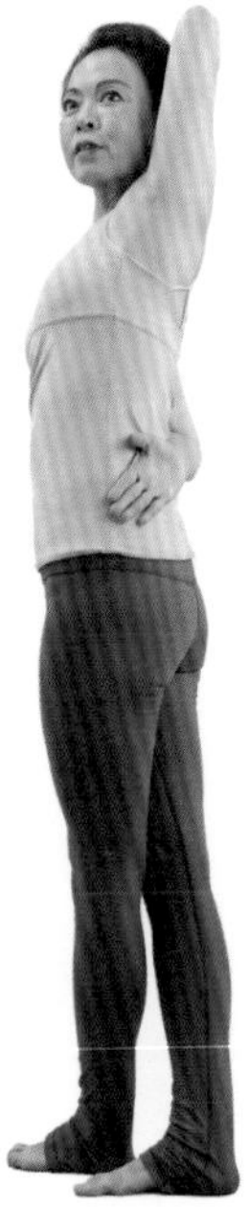

6 吸氣。上半身往左上方轉打開左胸，一樣開展到極致。

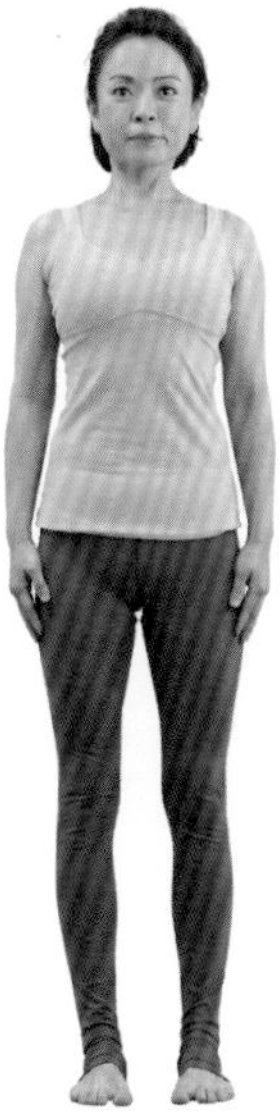

7 吐氣，回到正中的位置。連續五次。身體回到正中央，手放回兩側。

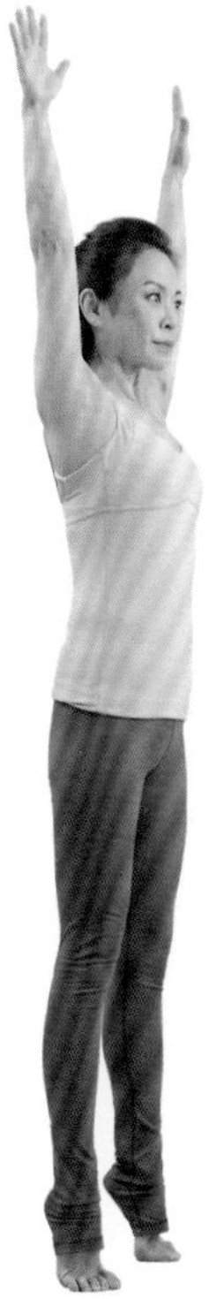

8 吸氣，掂腳，手從兩側往上延伸拉長。

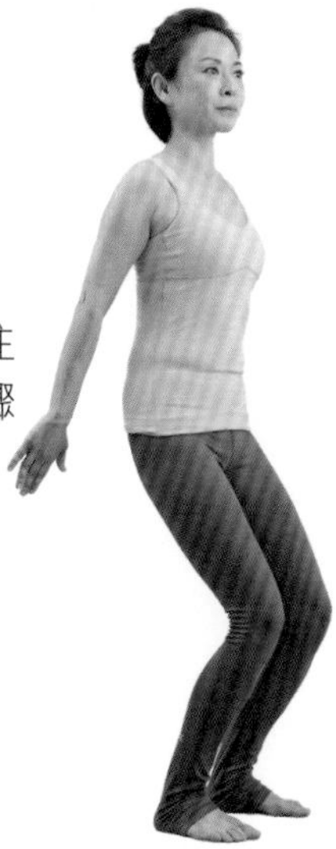

9 吐氣膝蓋蹲，手往下往後拉長。步驟 7、8 重複做五次。

POINT

胸部往左右兩側打開時要一邊緩慢呼吸，一邊感受兩側肋股間肌群擴張，可鬆弛胸部兩側的筋膜線。

改善胸部常見的症狀

手腳冰冷、麻木

大家都是說腳是身體的第二個心臟，可見手腳冰冷和心臟循環系統有很大的關係，血液由心臟帶動，攜帶氧氣到全身，才能產生熱能，手腳才會溫暖。

一旦心血管系統的功能出現障礙，就會影響血液運行輸送，造成手腳冰冷的情形。從中醫的觀點來看，手腳容易冰冷、麻木，屬於氣血的問題，因為氣虛、血虛所造成的血液運行不暢。

EXERCISE 02

跪姿伸展

改善手腳冰冷、麻木

1 右腳跪姿在地上，左腳往左邊打開 90 度，左手放在左膝蓋內側，右手平行拉長到右邊。

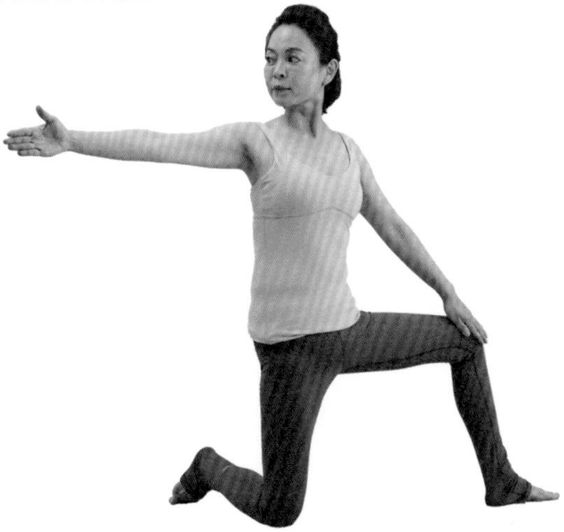

2 吸氣，右手往後方儘量延伸，眼睛看向指尖。

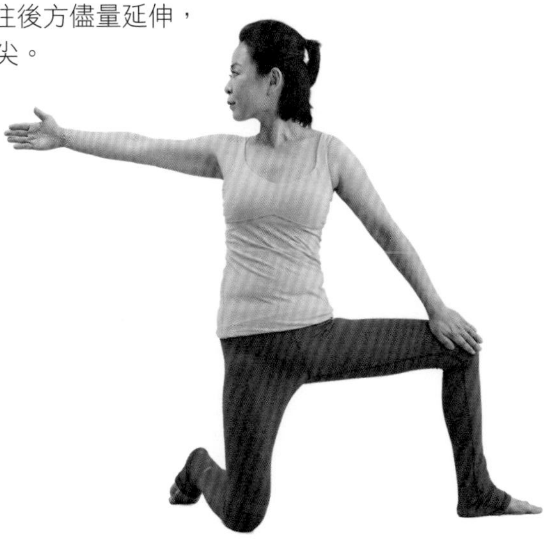

3

吐氣，左膝蓋彎曲更多，軀幹、
手臂拉回往左邊延伸拉長。

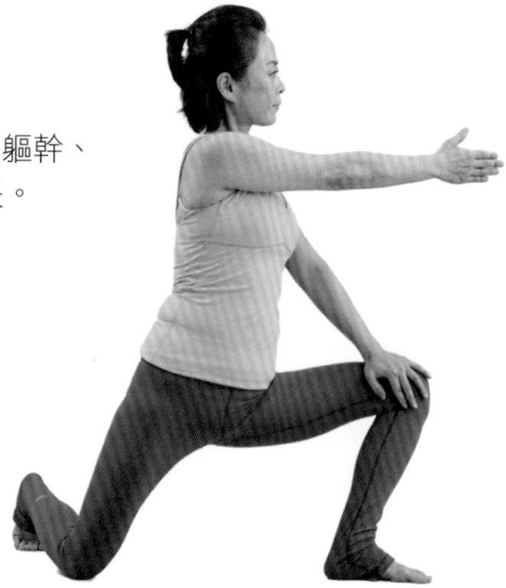

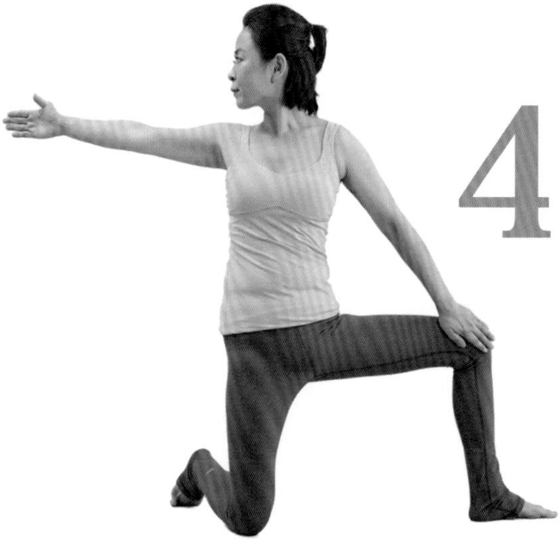

4

吸氣，左腳膝蓋彎曲回到 90
度，右手在再拉到右後方，重
複步驟 2、3，一共八次。

5 換邊練習。動作時要注意呼吸要能緩慢控制，注意力在於身體的延伸。

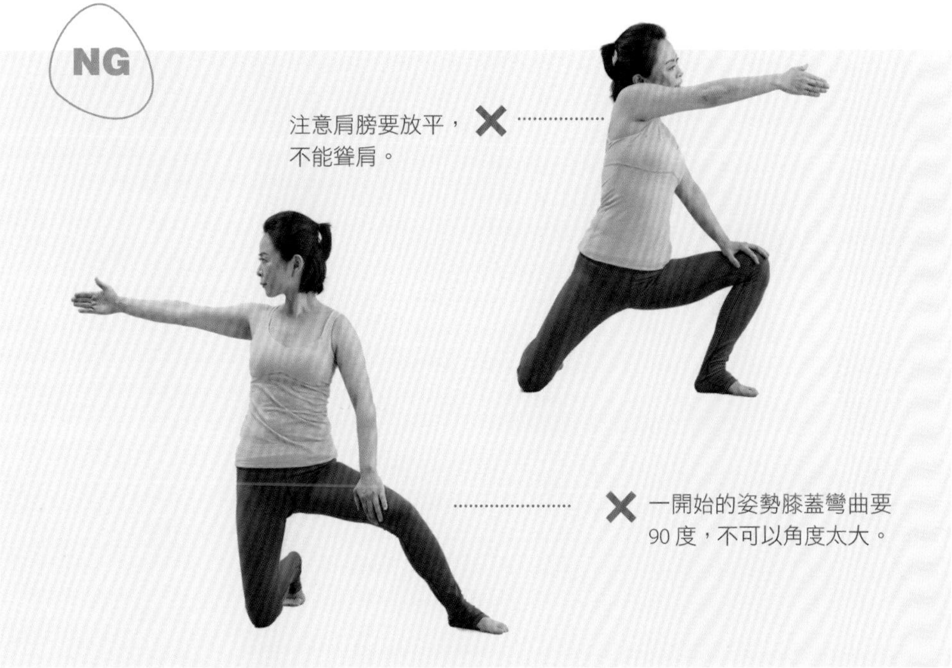
NG
注意肩膀要放平，不能聳肩。
一開始的姿勢膝蓋彎曲要90度，不可以角度太大。

筋膜鬆一鬆

改善手臂常見的症狀

手腕疼痛、腕隧道症候群

手腕疼痛或腕道症候群是最常見的一種「反覆受壓迫的周邊神經病變」，主要是持續且反覆過度使用腕關節。經常發生在久坐辦公桌打電腦的上班族、餐廳小吃店的炒菜師傅、髮型設計師等身上。

在病況早期，不舒服的狀況可能會時好時壞，有時甩甩手、休息一下就可以復原，若不去關注，麻痛的地方會從手指、手腕，甚至有時會到整個前臂。

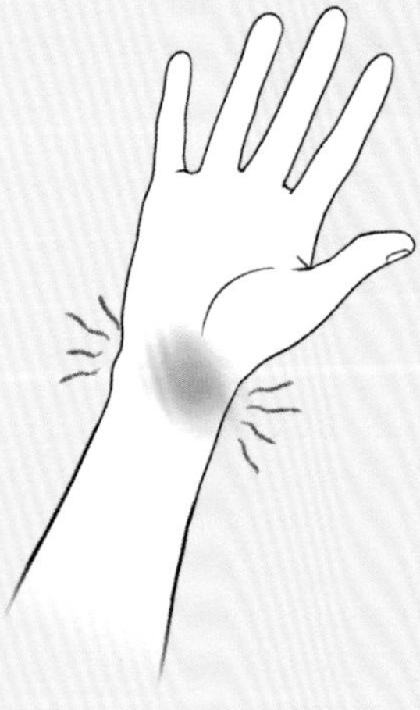

EXERCISE
03

左右手臂轉一轉

改善手腕疼痛、腕隧道症候群

1 坐姿，左手放在膝蓋上；右手水平打開掌心朝上。

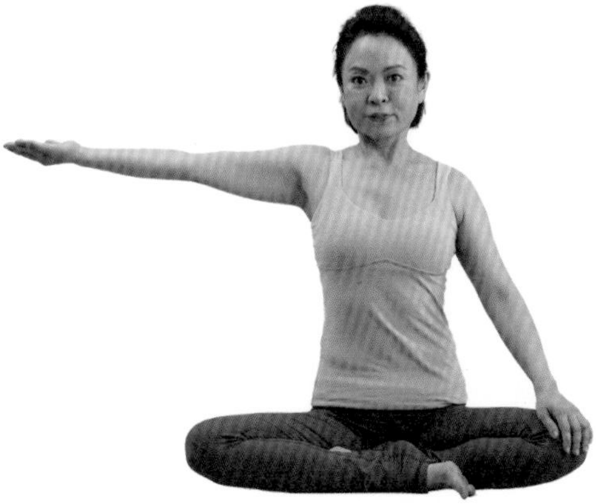

2 左手握住右邊的肩關節處，吸氣，右手儘量往上、往外轉開。

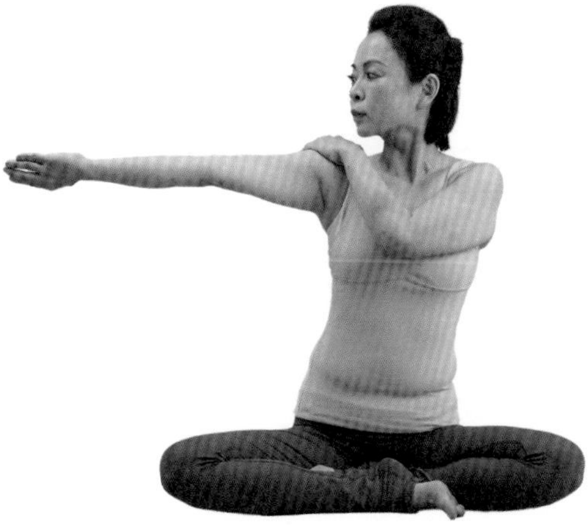

3 結束後，右手往下往後轉開。

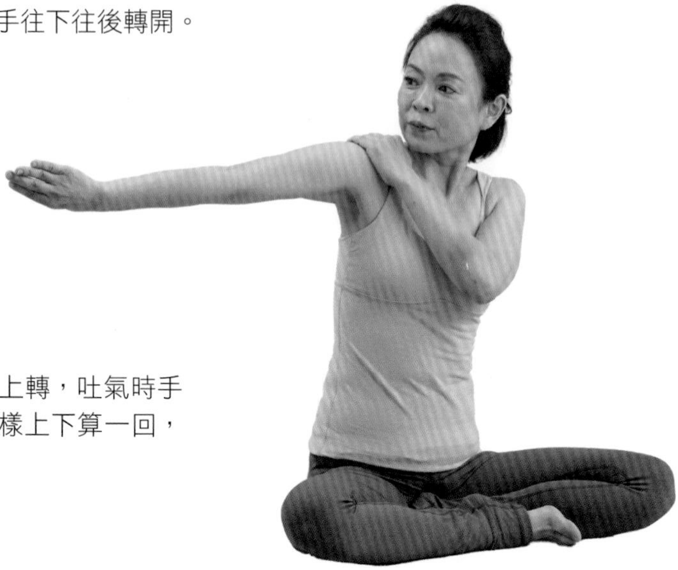

4 吸氣時手往上轉，吐氣時手往下轉，這樣上下算一回，共做五回。

NG

做動作時不可聳肩，也不能駝背。

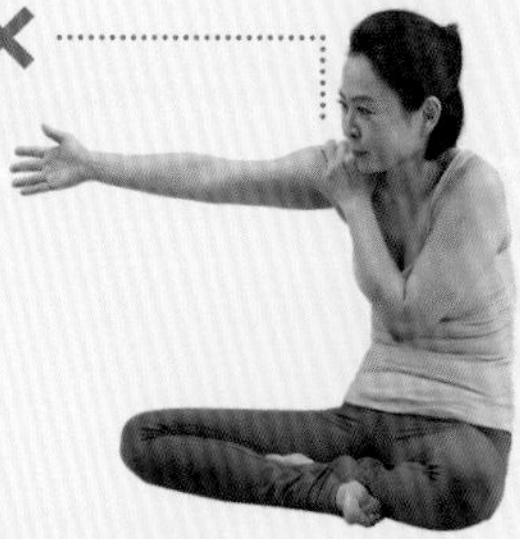

5 左手持續按住右肩膀，
右手掌心朝背後背，
停留五個呼吸。

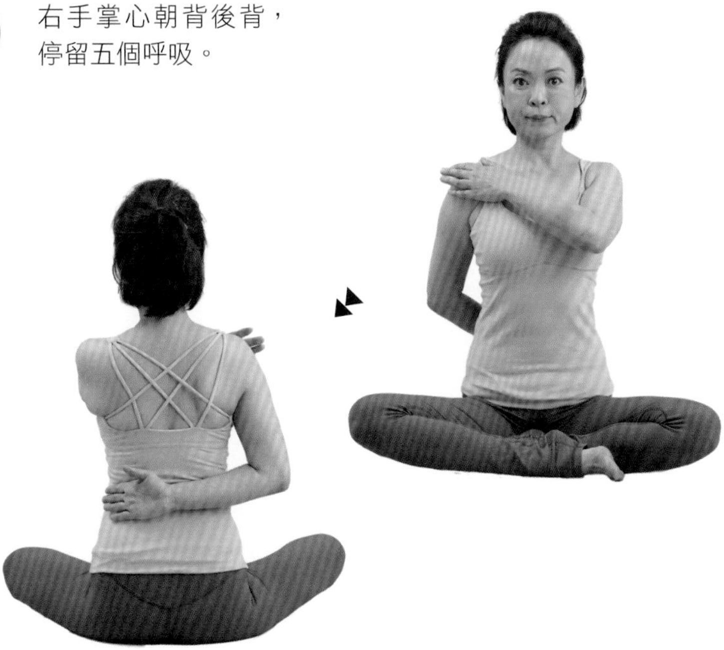

6 換邊做。記得轉手臂時，要有
意識地去感受整個手臂筋膜的
連結，每一個轉動都要專注配
合呼吸，緩慢且要控制。

筋膜鬆一鬆

改善手臂常見的症狀

媽媽手、網球肘

媽媽手和網球肘雖然疼痛的部位不同，分別是手腕、手肘疼痛，它們皆屬於肌腱炎，都可藉由下面這個練習的動作改善。網球肘是因網球運動員最容易有此職業病而得名，醫專學名稱為「肱骨外上髁炎」。家庭主婦、新手媽媽等長期需要反覆用力做肘部活動者，都容易有這樣的問題。由於長期的勞損，附著在肘關節的一些肌腱和軟組織，發生纖維撕裂或損傷。主要的症狀在肘關節外側會疼痛，握東西會無力，在擰毛巾時，局部疼痛會增強。

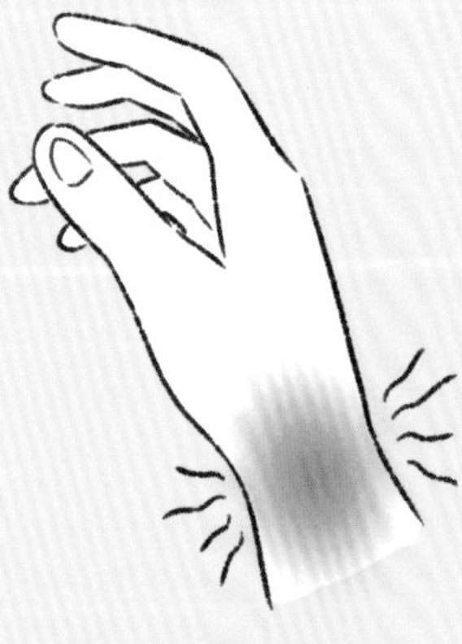

EXERCISE
04

拉拉腋下轉轉手

改善媽媽手、網球肘

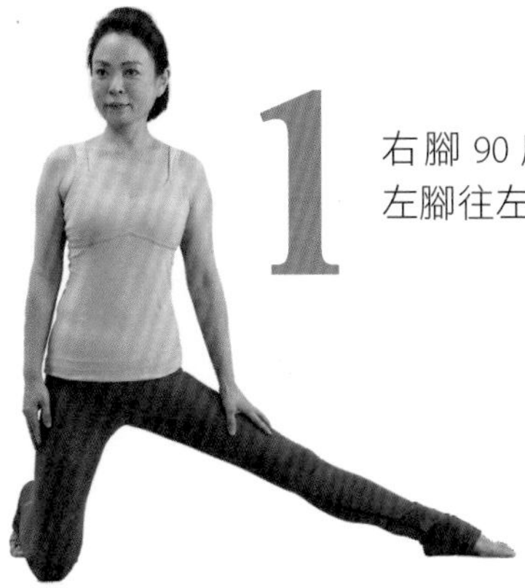

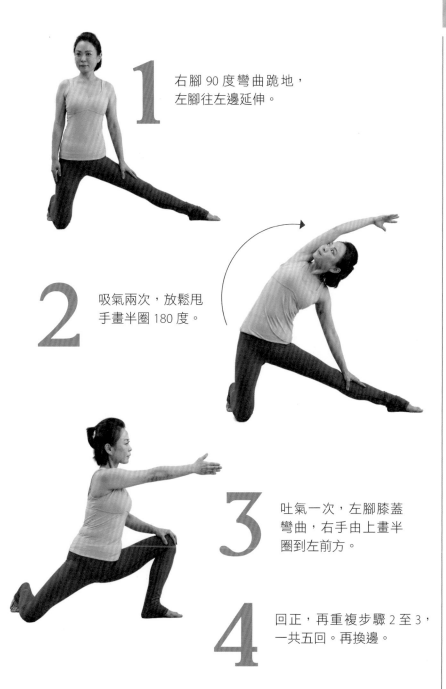

1 右腳 90 度彎曲跪地，
左腳往左邊延伸。

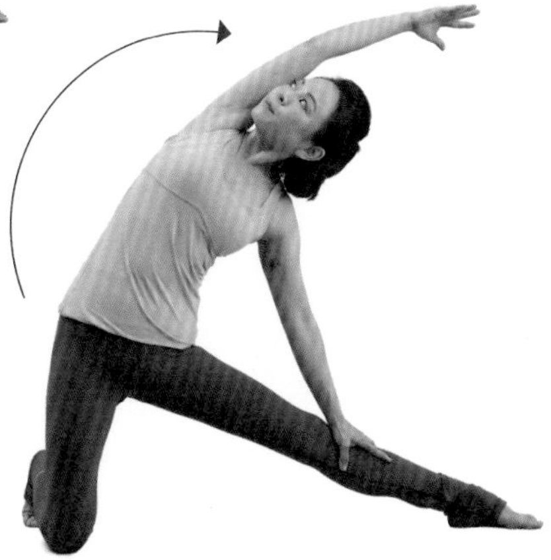

2 吸氣兩次，放鬆甩
手畫半圈 180 度。

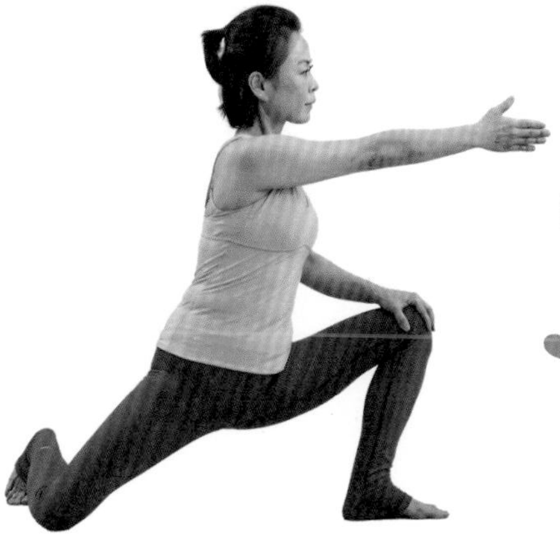

3 吐氣一次，左腳膝蓋
彎曲，右手由上畫半
圈到左前方。

4 回正，再重複步驟 2 至 3，
一共五回。再換邊。

筋膜鬆一鬆

改善上背部常見的症狀

五十肩、背痛、肩膀僵硬

五十肩、背痛、圓背、駝背肩周炎等，就是俗稱的「五十肩」。以往這個症狀最容易發生在50歲的年紀，但隨著時代的變遷，很多人30歲、40歲就已經有這樣的困擾了。

主要的五十肩的症狀為肩膀疼痛跟活動障礙，尤其往後彎曲更是受限，在晚上疼痛的狀況會加深；肩關節方面的主動活動跟被動活動度降低，讓肩關節的活動度受限了。已經有研究證明指出，肩關節囊附近的韌帶組織與慢性發炎、纖維化等，都是五十肩主要病發的原因。

躺姿肩膀轉一轉

改善五十肩、背痛、肩膀僵硬

1 將毛巾捲成長條狀，放置在肩胛骨下方；側躺，彎曲右手當枕頭，左手放在左肩膀上方，彎曲雙腳成 90 度。

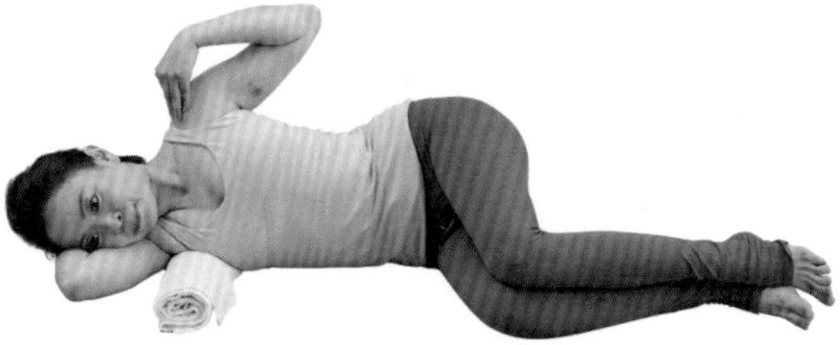

2 吸氣，左手肘往前、往上畫半圈。

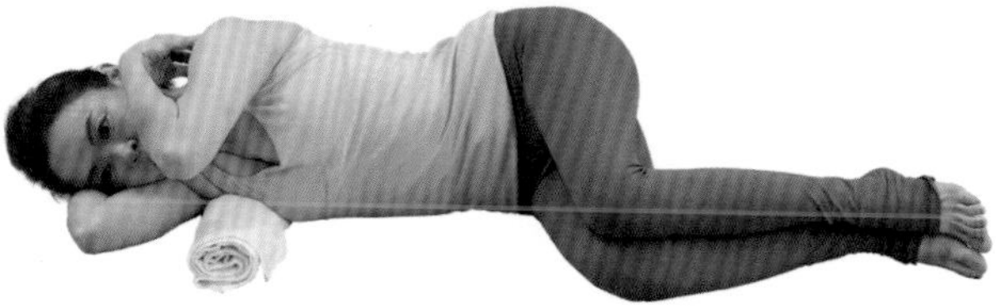

3

吐氣，左手肘往後、往下畫半圈，眼睛要看著手臂方向。

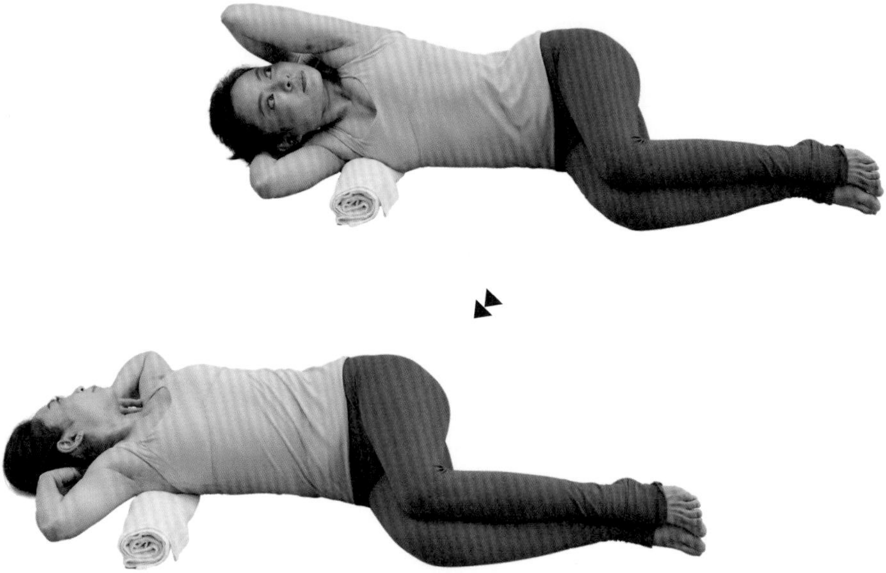

4 手臂和身體一起回到前方。

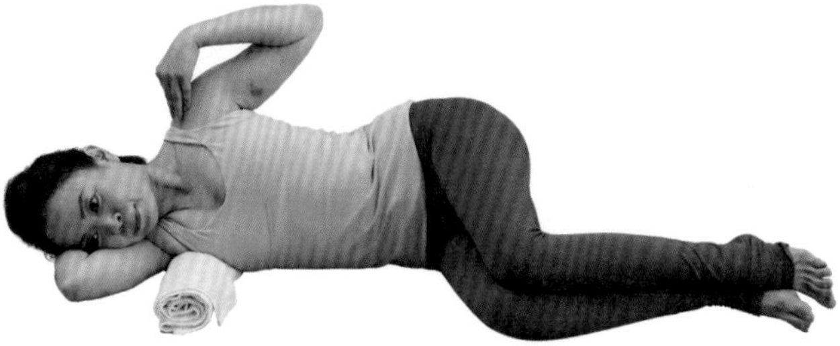

5 重複這樣的畫圈五回。再換反方向進行，手肘先往後，往上，往前，反方向轉回。

6 換邊，重複步驟 1 至 5。

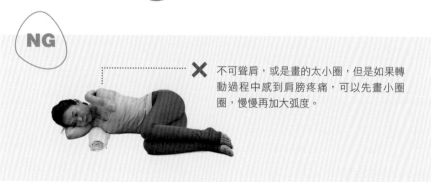

NG

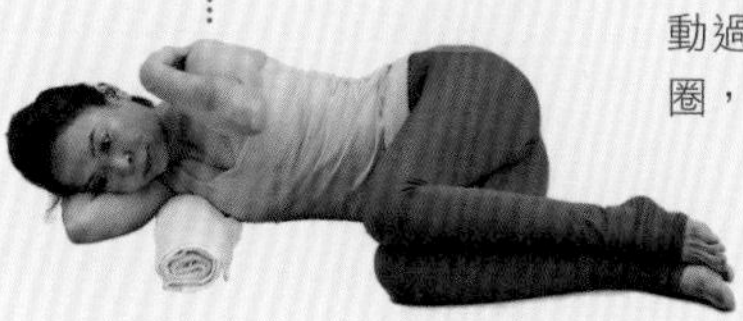

✕ 不可聳肩，或是畫的太小圈，但是如果轉動過程中感到肩膀疼痛，可以先畫小圈圈，慢慢再加大弧度。

筋膜鬆一鬆

改善上背部常見的症狀

脊椎側彎

脊椎側彎是指脊椎往某一側彎曲了，許多人都有這個毛病，因為我們人體都是單邊行動多，兩側肌肉的力量也會使用不同，所以理想又筆直的脊柱是很少見的。脊椎側彎可以分成幾個部分：①C型的側彎、②小S或大S的側彎。

側彎的部位會使脊柱椎體的活動幅度會降低，不能主動挺直，也通常會伴隨身體與骨盆的旋轉，引起肋骨突出或是腰椎扭曲跟骨盆歪斜，要調整脊椎側彎，得先回來讓骨盆回正為優先。

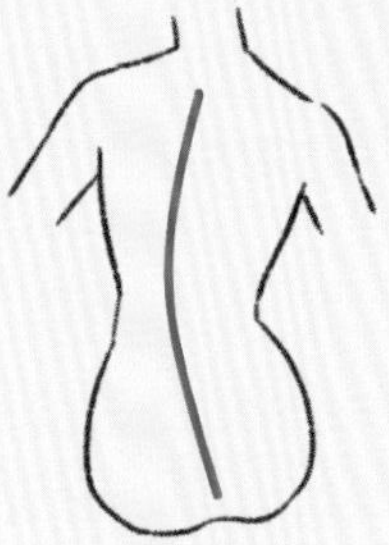

C型的側彎

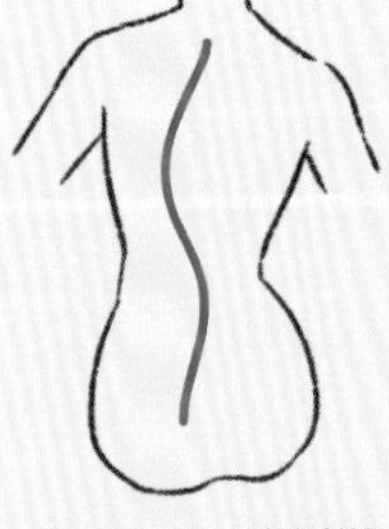

小S或大S的側彎

EXERCISE 06

身體滾球滾一滾

改善脊椎側彎

1 雙手抱在雙大腿後側，下巴收回來。

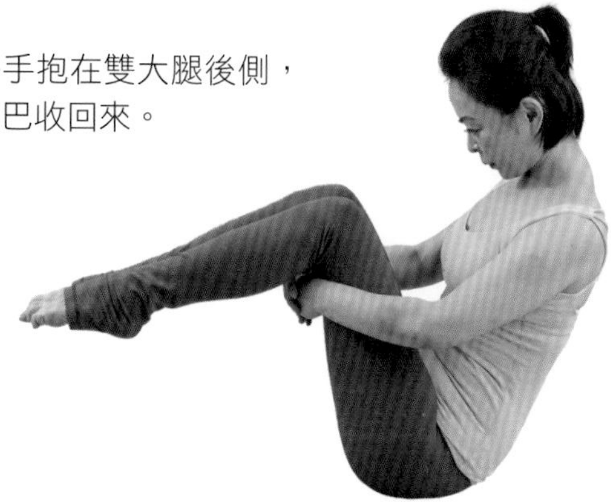

2 把身體脊椎當球，來回滾動 10 次。

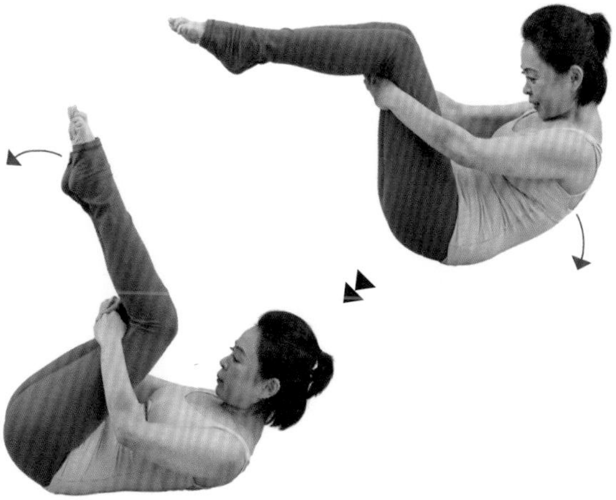

3 回到四足跪姿，吸氣，右手左腳延伸拉長。

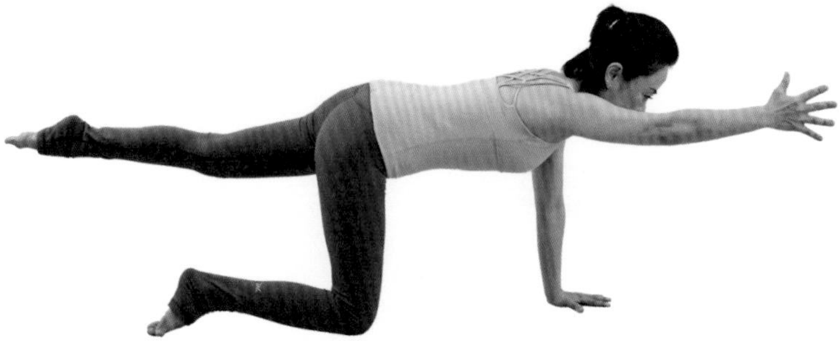

4 吐氣，回到四足跪姿，吸氣，左手右腳再次往前延伸拉長。

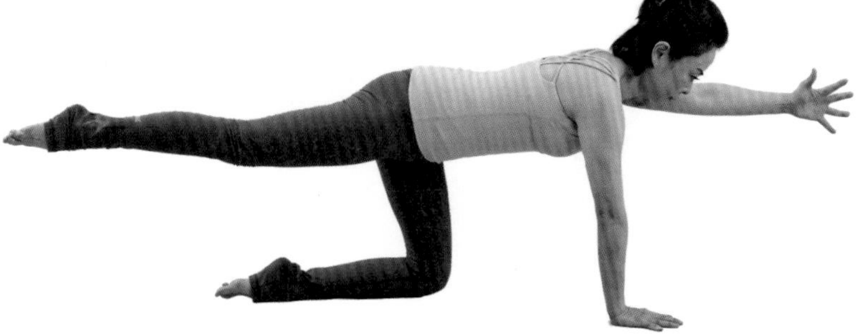

5 這樣的左右延伸動作算一回，一共做八回。

6 結束後，嬰兒式休息放鬆。

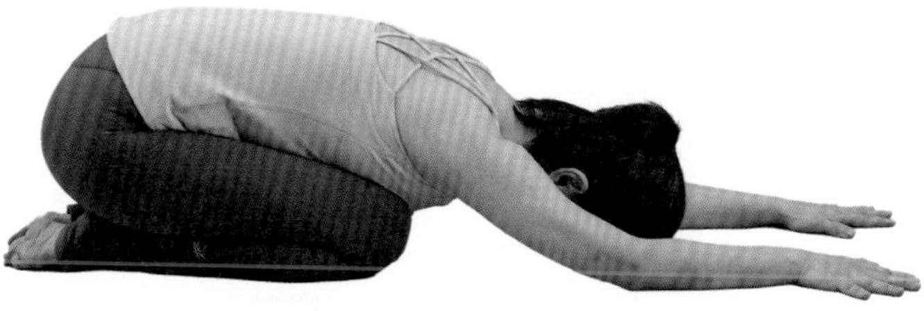

COLUMN

日常生活避免脊椎側彎的方法

脊柱側彎對人體有什麼樣的影響呢？

（1）影響體態的外型與五臟六腑的功能

脊柱側彎導致脊柱變形、肩膀背部一高一低、胸廓扭轉、骨盆傾斜、長短腿、姿勢不良等異常形態，同時影響活動度等功能。

（2）影響生理健康

脊椎側彎容易導致肩背部、腰部產生疼痛與僵硬，嚴重者甚至出現神經受壓迫、手腳麻痺等異常症狀。

（3）影響心肺功能

脊柱側彎的人，肺泡數量低於正常人。胸腔容積減小，吸氣相和呼氣相胸廓容積均低於正常對照組，會影響氣體交換，包括局部通氣、血流、通氣血流比等。容易發生呼吸淺短、喘氣等呼吸障礙。

（4）影響胃腸系統

脊椎側彎使腹腔容積減小、打亂肌骨神經對內臟的神經傳導，引起食慾不振、消化不良等胃腸系統的問題。

我們該如何來預防與改善脊椎側彎的發生呢？

（1）千萬別做低頭族

現代人玩平板電腦、手機、當低頭族，長時間維持不良姿勢，是一種常見的現象。不良的姿勢會導致脊椎兩側旁邊的肌肉和筋膜因為兩邊不平衡而拉扯，肌肉容易疲勞僵硬。久而久之的姿勢不良，就會造成慢性的肌筋膜發炎，脊椎也會較容易退化，造成脊柱側彎的後果。

（2）改善不良坐姿

姿勢不良與脊椎側彎可互為因果，並且惡性循環。要調整脊椎側彎必需先改善不良姿勢。身體坐正，不要彎腰駝背，更要避免長時間翹二郎腿。矯正時期，可以在雙腳間用圍巾或是彈力帶把大腿綁起來。可以幫助維持體態，更可以給腰部支撐，舒緩腰痠的狀況。

（3）改善肌力不平衡

脊椎側彎的人背部兩側肌力會有不平衡的情況發生，可以透過按摩或是伸展的動作來放鬆緊張肌肉，進行對稱性訓練，以改善功能、緩解症狀。

（4）盡量保持身體左右兩側的平衡

單手滑手機、單邊揹包包、三七步站姿等等，這些不良的姿勢都是造成脊椎側彎的罪魁禍首，盡量讓身體可以維持在左右平衡的狀況，雙手拿好手機在眼睛的正前方，改揹雙肩背包，雙腳平穩的站好，不偏不倚，有意識的讓自己的姿勢停留在上下平均、左右平衡的狀態。

Part 03

上腹輪、下腹輪、海底輪的脈輪平衡

身體下半身最常見的痛，
與骨盆、腰部、腿部有關。

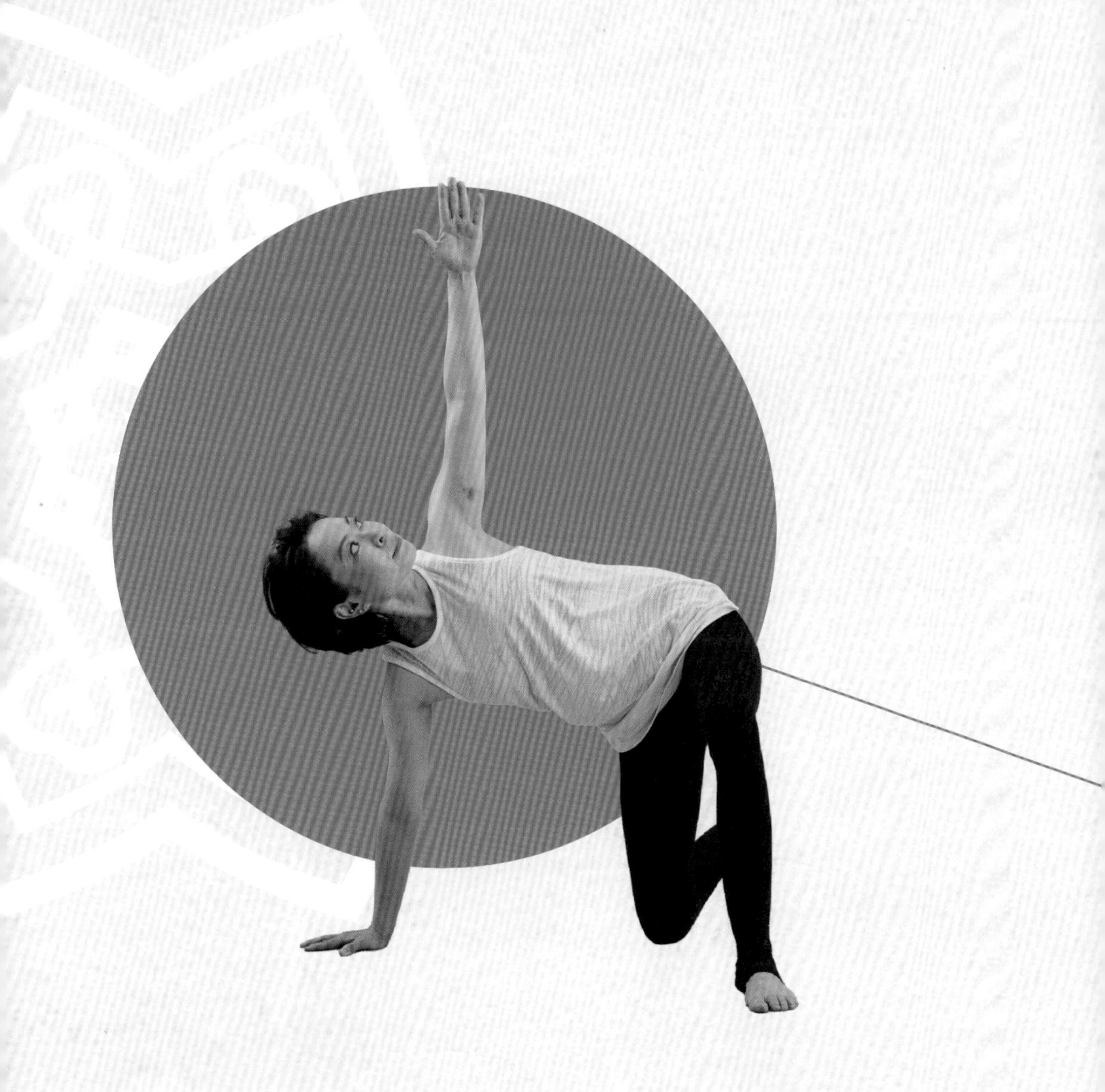

上腹輪失衡

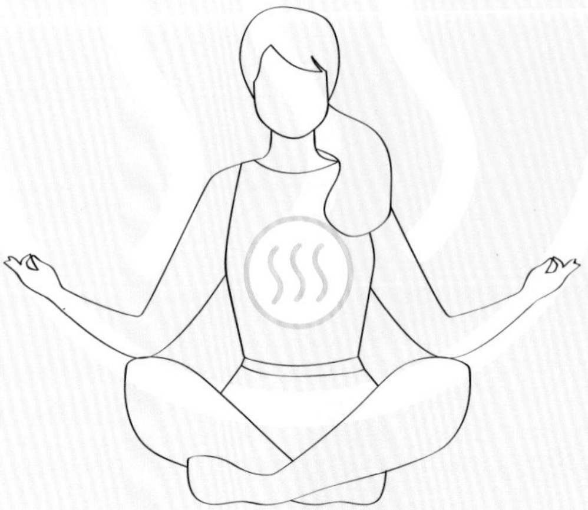

上腹輪

・元素・ 火

・掌管・ 腹部與腰部

上腹輪位於肚臍的上方，又稱為「臍輪」生理上跟我們的神經系統、消化系統、肝臟、胰臟等等有關。腹部是肢體心理能量的感覺中心，也是我們自我意志力的中心，屬於火元素，是身體的養分吸收與消化的部位，幫助我們提供工作中的「動力」，跟我們的事業有關係。情緒的漩渦從腹部產生，穿透過整個身體，由腹部往下到骨盆跟腿部，由腹部往上透過橫隔膜到胸腔（心輪的區域）。

腹部的緊繃跟壓力往往都是造成下背痛主要的原因，因為當腹部的肌肉緊繃收縮就會拉扯包圍脊椎周圍的肌肉，這些部位也會跟著變得僵硬，產生痠痛，想要處理長期的腰痛，就得從平衡我們的上腹輪開始。

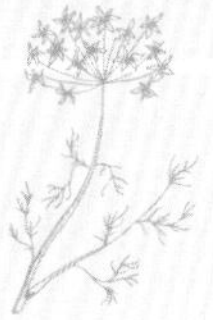

· ESSENTIAL OIL ·

精油芳療

薄荷：主要作用於消化、骨骼與呼吸系統。可舒緩胃經攣、脹氣、消化不良等腸胃問題。

山雞椒：幫助氣血循環、止痛，可以舒緩經痛、胃痛、肌肉痠痛、頭痛等因為緊張所引起的痠痛。

檸檬：對胃部有很好的修復功能，更可以幫助心靈激勵、清淨，能提升能量讓精神飽滿、抗憂鬱。

黑胡椒：有止痛與抗發炎的幫助，更可以刺激腸胃蠕動，提升消化系統功能。

芫荽：對於脾、胃與腸道都有良好的抗經攣效果，更可以促進消化跟消除脹氣。

茴香：可以增進腸胃的蠕動，便祕或是腹瀉都有幫助。

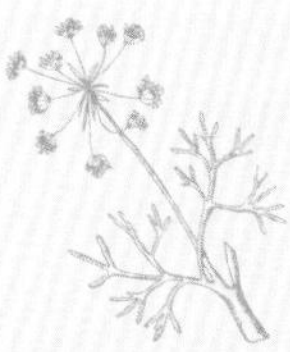

使用方法

1. 選擇1至3種自己喜歡的香氣，加入擴香機內擴香。
2. 選擇1滴適合的精油，加入5 ml分餾椰子油，塗抹於腹部（若便祕、消化不良就以順時針的方向按摩腹部；若是拉肚子就以逆時針方向來按摩腹部。）
3. 若有下背痛、腰痠的問題，也可塗抹於痠痛處。

DECLARATION

香氣宣言

親愛自己，請協助我找回對生命的熱情～我接受現在的自己，我有能力克服所有的阻礙。

上腹輪　使用筋膜球先放鬆

腸道是第二個大腦，也是我們身體最大的免疫器官，掌握著我們人體70％以上的免疫細胞，當我們在神經緊繃、或壓力大、悲傷、憤怒等負面情緒的狀態下，第一個影響到的也是我們的腸胃系統，淺前線／深前線也會變得緊繃，要有一個身心平衡的身體，就得從好好照顧我們的腸道開始。

練習步驟

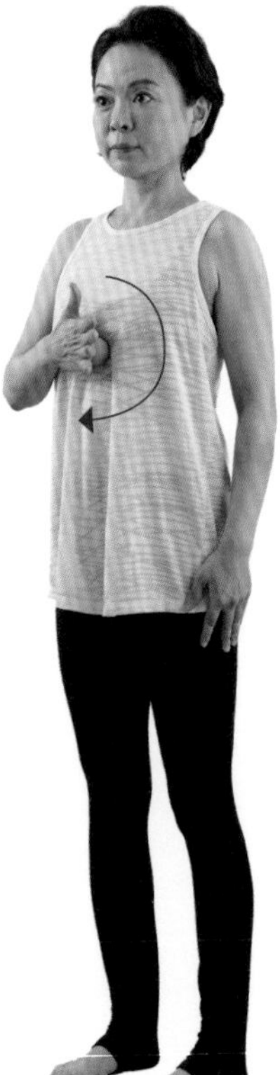

1 使用筋膜球，定點放於腹直肌的起點（位於兩肋骨之間），手掌按著筋膜球畫圓三分鐘。

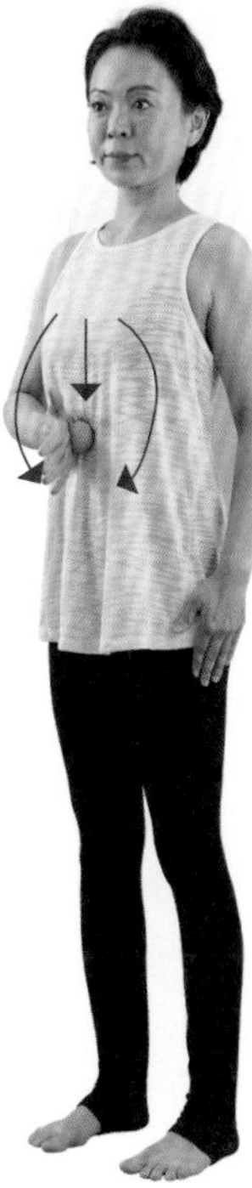

2

利用手掌滾動筋膜球，由腹直肌分三個區域往肚臍方向，往下滑。

❶ 先從肋骨正中央往肚臍方向下滑。

❷ 從左邊往下滑到肚臍處，換右邊。

❸ 重複這樣三條往下滑共五趟。

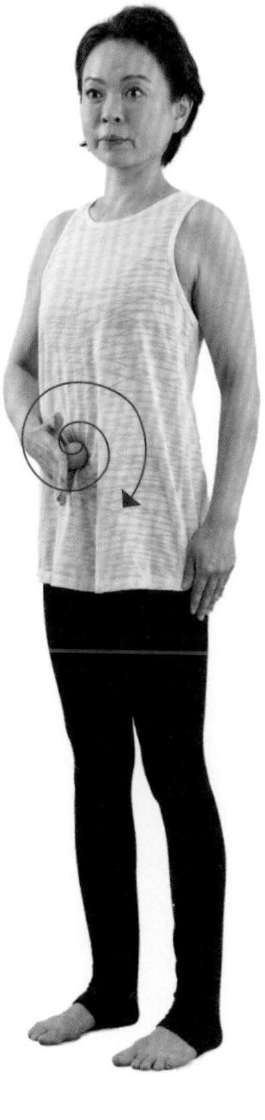

3

滾動筋膜球以肚臍為中心，螺旋狀由內而外慢慢畫圈到肋骨下緣重複這樣由內到外畫螺旋圈圈共五回。

POINT

滑動的過程要慢，若遇到緊繃的部位，可以多停留一下。

筋膜鬆一鬆

改善身體腹腔常見的症狀

消化不良／胃凸

胃部突出可能與局部胃粘膜及胃部肌肉損傷有關，一般會有腹脹，容易出現消化不良的症狀，跟長期飲食不正常與精神緊繃有很大的關係。另一個引起胃凸的原因是因為骨盆與腰椎前傾，腰椎過度的把腸胃往前推，擠壓腹腔的空間，造成肌肉緊繃與神經傳導不正確。

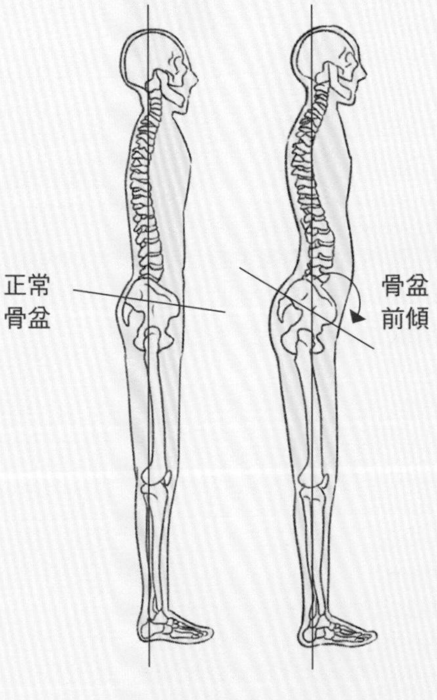

EXERCISE 01

跪姿捲骨盆

改善消化不良、胃凸

1 跪姿，膝蓋往中間靠近，腳往兩側分開，雙手放於骨盆前側。

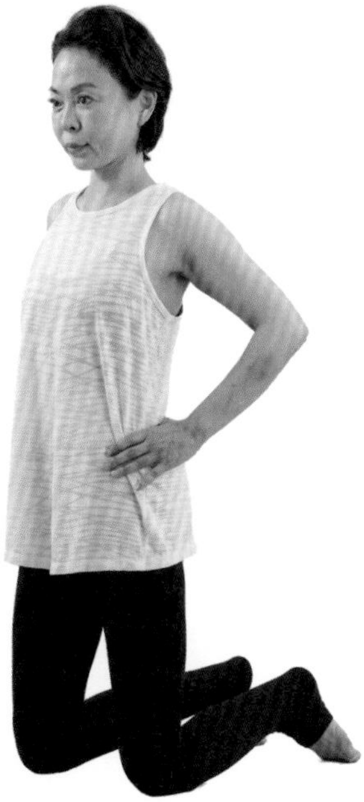

2 吸氣，脊椎往前延伸，彎曲膝蓋。

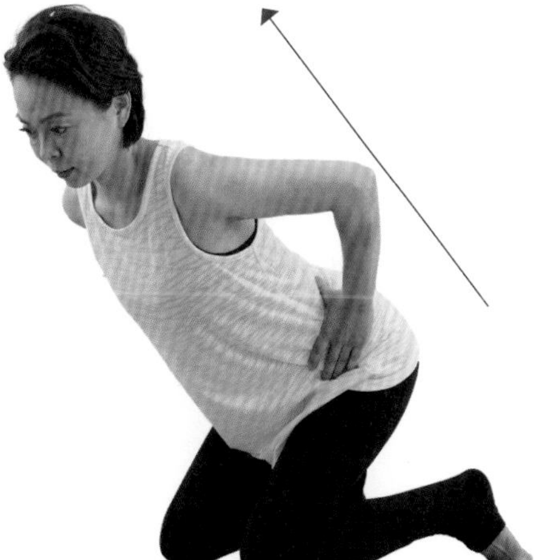

3 吐氣，骨盆往內捲，從骨盆、腰椎、胸椎捲回來。

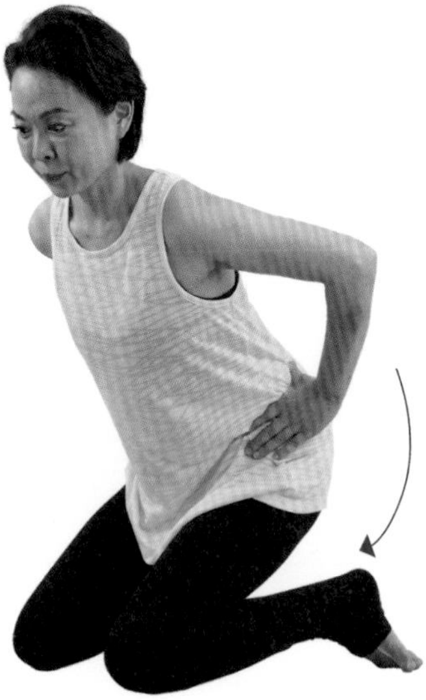

4 回到跪姿，並重複步驟2、3，共5次。

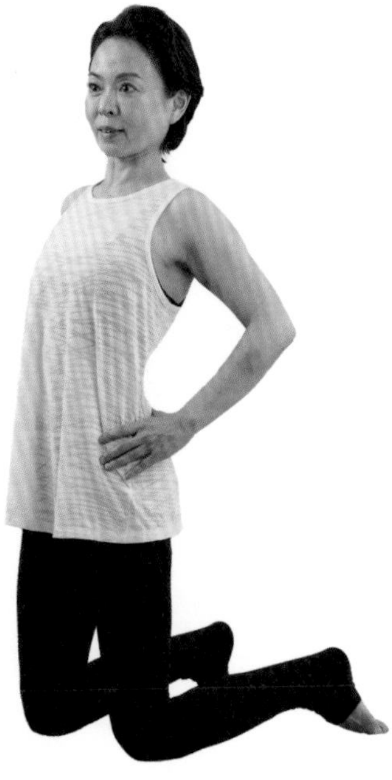

5

吸氣，臀部坐回到小腿上，吐氣，回到嬰兒式。

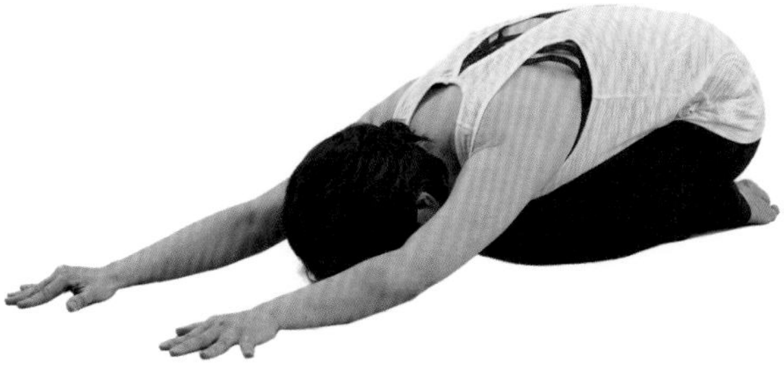

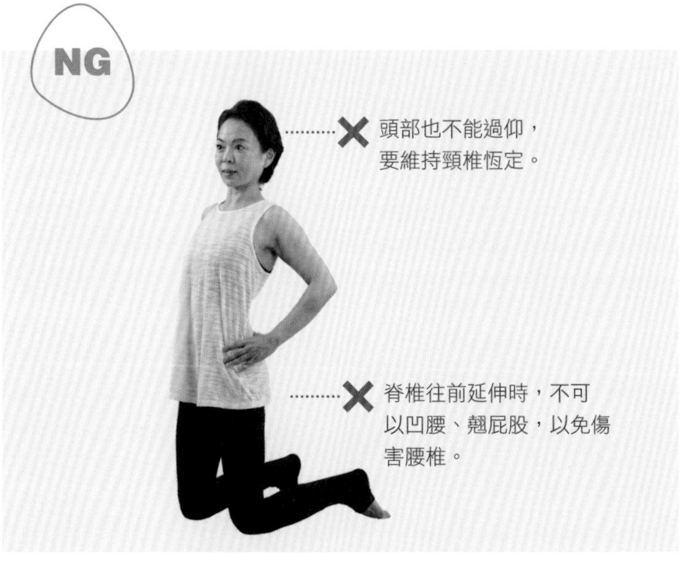
NG
頭部也不能過仰，要維持頸椎恆定。
脊椎往前延伸時，不可以凹腰、翹屁股，以免傷害腰椎。

筋膜鬆一鬆

改善身體腹腔常見的症狀

腹瀉、腸躁症

腹瀉、拉肚子最常見的發生原因是急性腸炎或是腸躁症，急性腸炎大多數引發的原因是由於吃到不乾淨的食物，或是受到細菌感染。

腸躁症是最常見的消化系統失調，大多數都是因為壓力過大所造成，受到情緒影響較大。主要會有腹痛，腸胃不適，便祕或拉肚子等。釋放壓力、平衡大腦是當下最需要練習的。

EXERCISE 02

訓練左右腦平衡

改善腹瀉、腸躁症

1

趴姿，身體放鬆，雙手延伸放在耳朵兩側，
雙手、雙腳打開與肩同寬，手腳伸長延伸。

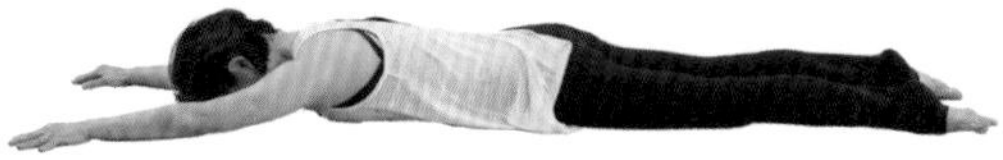

2

吸氣預備，吐氣，抬起右
手和左腳延伸拉長。

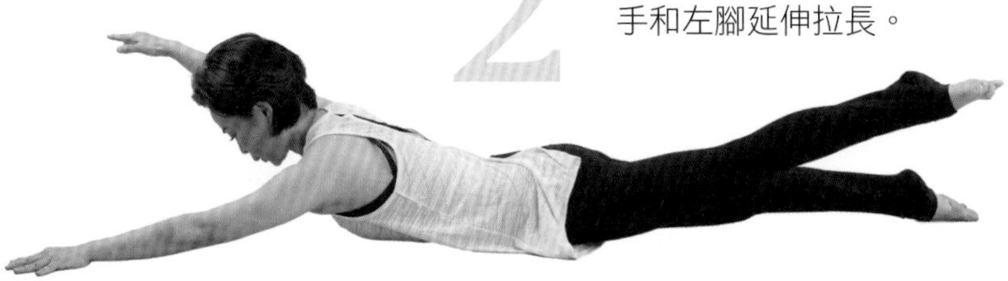

3

吸氣停留，吐氣，換左手和
右腳延伸拉長。

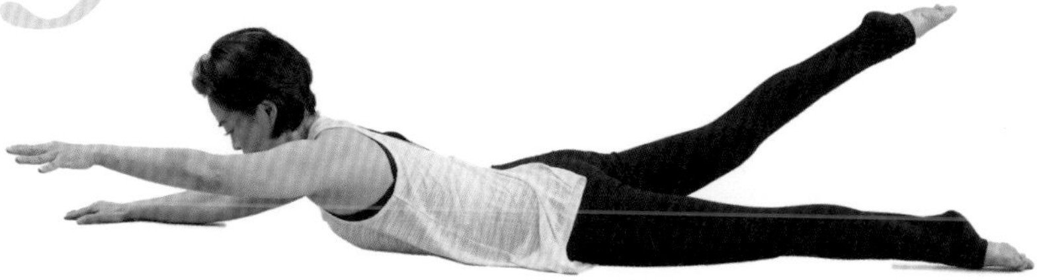

4

重複 2 與 3，一共五回。結束
後回到趴姿，嬰兒式休息。

筋膜鬆一鬆

改善身體腹腔常見的症狀

便祕

便祕是一個常見的複雜的症狀，不算是一種疾病，主要是指排便的次數減少、糞便量減少、糞便乾硬、排便費力等。產生便祕的原因不外乎是以下這幾項：一、不良的生活習慣。二、精神心理因素。三、不良飲食習慣。建議可以改變平日的飲食習慣，多吃纖維質食物，多補充足夠的好油，加強身體的伸展與腹部按摩，調整心態，常保持心情愉快也能改善便祕。

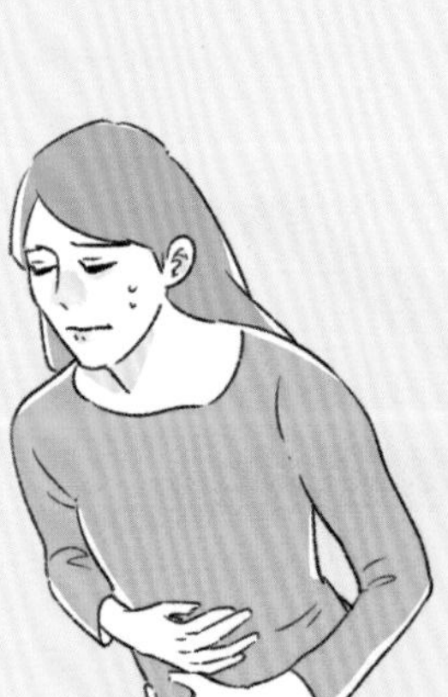

EXERCISE
03

螺旋開合123

改善便祕

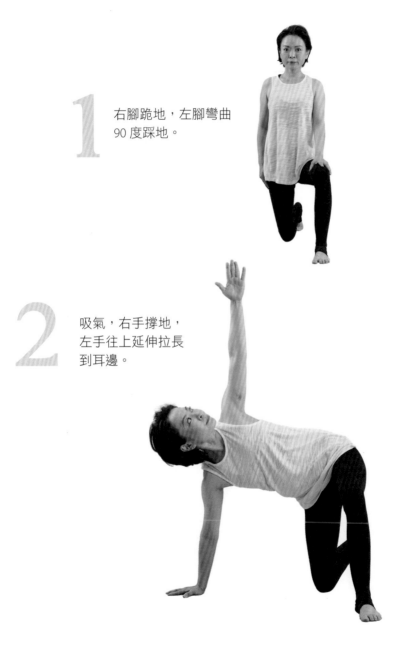

1

右腳跪地，左腳彎曲
90 度踩地。

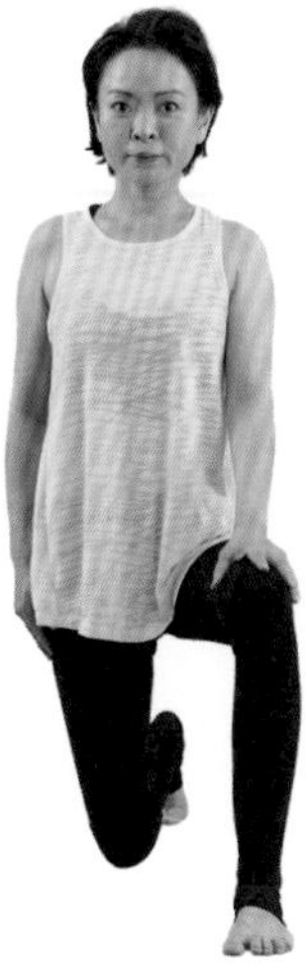

2

吸氣，右手撐地，
左手往上延伸拉長
到耳邊。

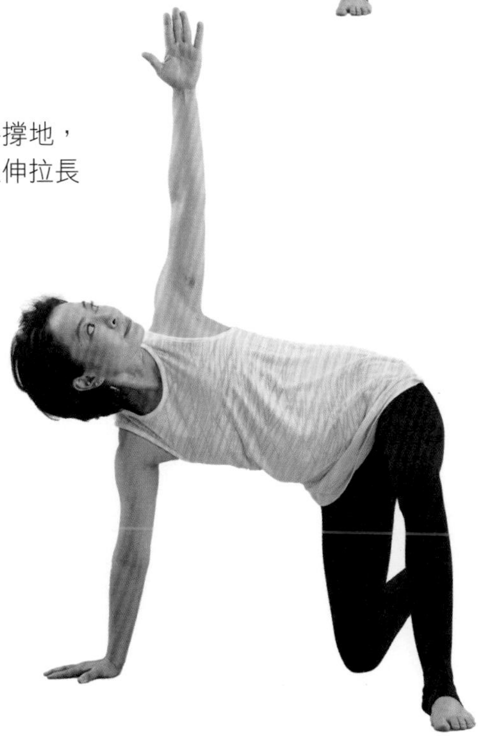

3

吐氣，左手往側邊
延伸拉長。

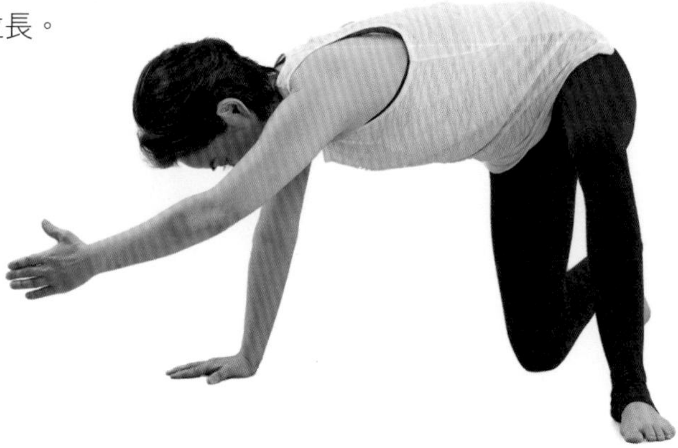

4

吸氣，左手往上後方延伸，左
胸口往上翻開幅度更大。

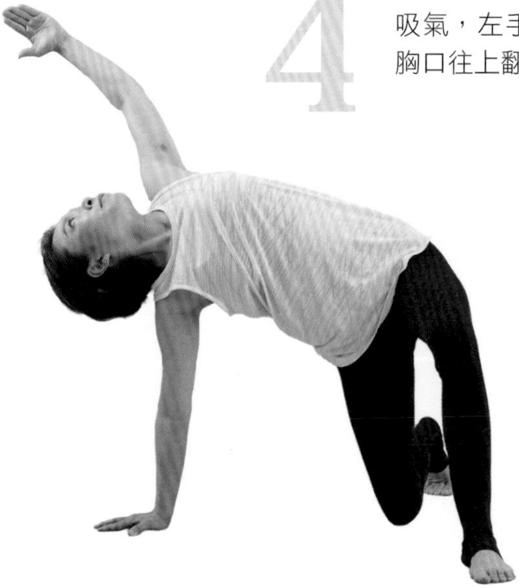

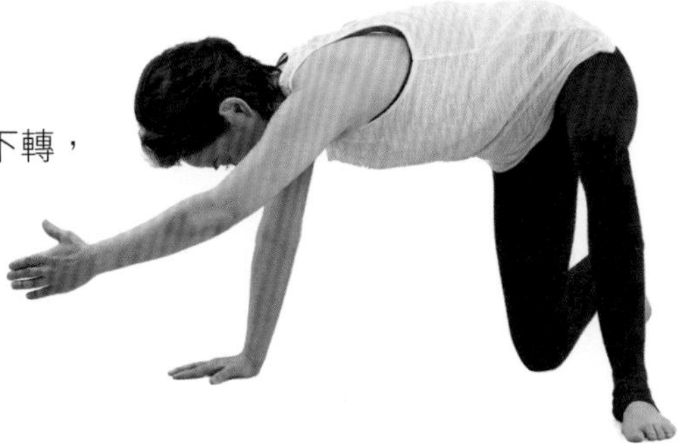

5 吐氣，左胸口往下轉，
回到步驟 3。

6 重複 4 和 5，一共八回，
換邊伸展。

POINT

做胸部翻開時，雙眼視
線可以跟著手的方向，
注意呼吸吐納緩慢。

筋膜鬆一鬆

改善身體腹腔常見的症狀

啤酒肚、小腹婆

小腹微突應該是男女生共同的問題，通常與四大因素有關：一、骨盆前傾。二、前側筋膜無力緊繃。三、脂肪堆積。四、上腹輪失衡。

大多數的人都是因為姿勢不良造成的小腹突出，例如腰椎過度前突、骨盆前傾與前側筋膜緊繃等。只要先調整身體骨盆與腰椎的位置，再加上筋膜鬆弛和飲食調整，相信很快就會有一個屬於你的小蠻腰。

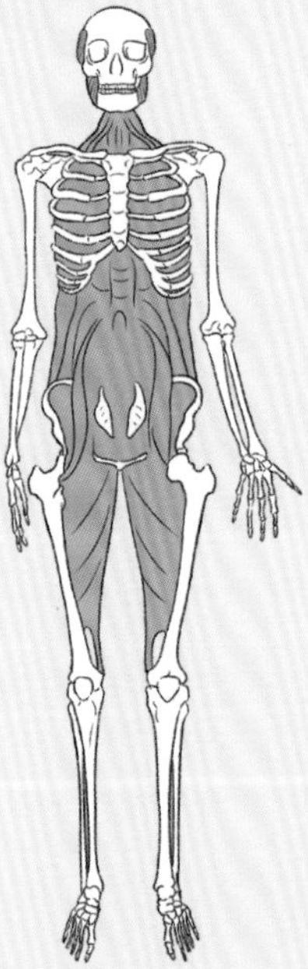

前側筋膜

EXERCISE 04

上下拉提捲捲

改善啤酒肚、小腹婆

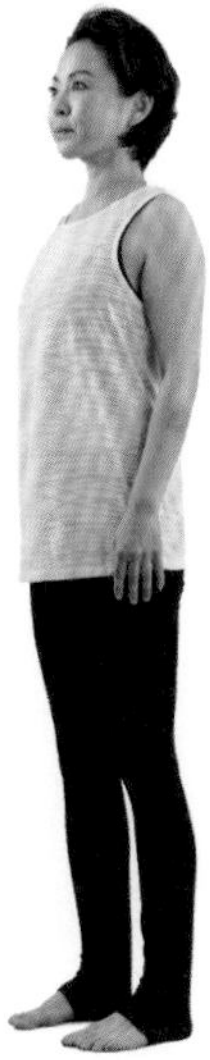

1 站姿，雙手自然垂放。

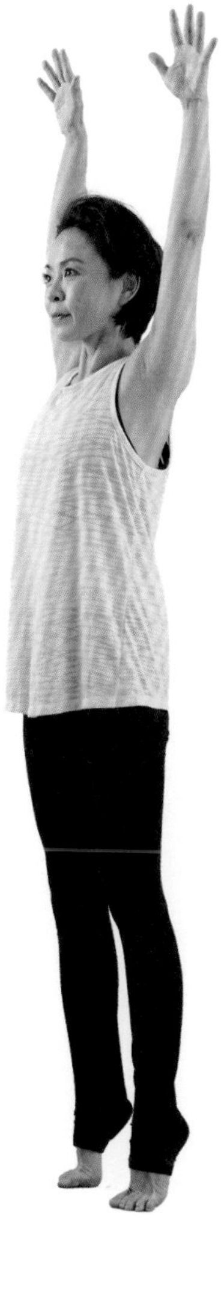

2 吸氣，腳掂，同時雙手往上拉長到耳邊。

3

吐氣，彎曲膝蓋，雙手往後延伸，膝蓋彎至蹲姿，停留在此 5 個呼吸。

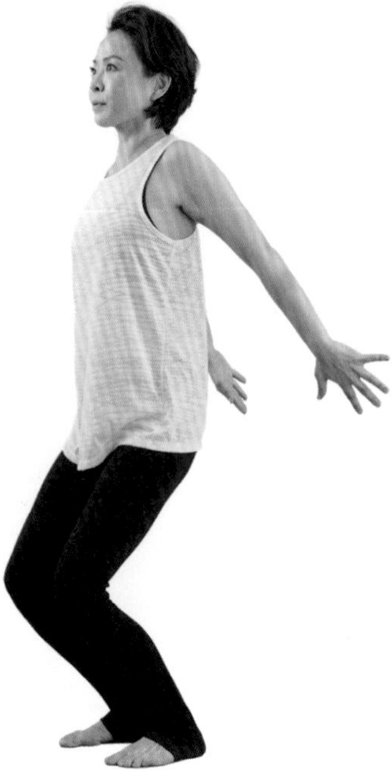

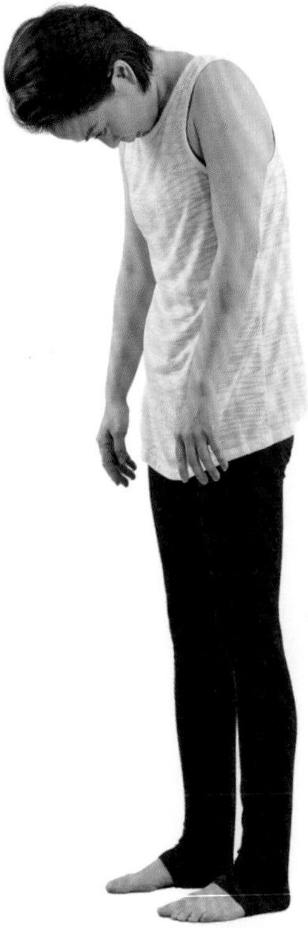

4

吸氣，身體回到站姿，雙腳踩地，身體慢慢下彎。

5

感覺身體一節一節
的往下彎至極限。

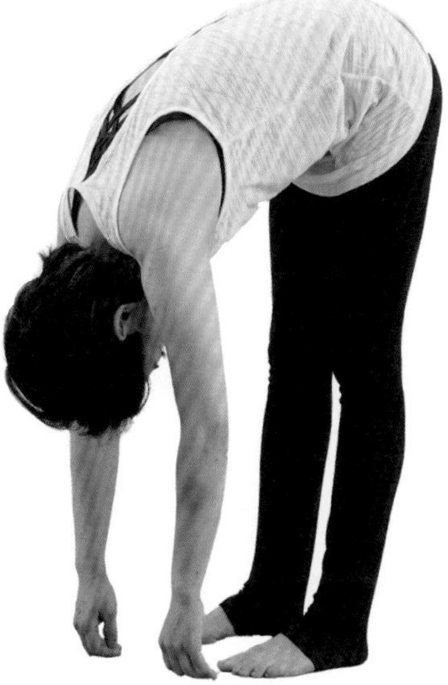

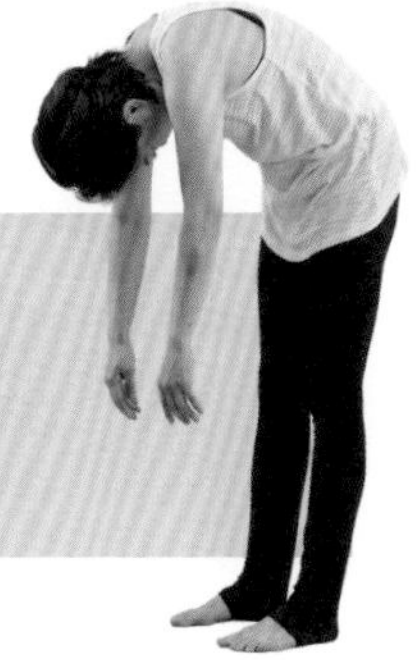

POINT

要從下彎回到站姿時，
記得要脊椎一節一節的
慢慢捲起，感受到你運
用的每一節的脊椎。

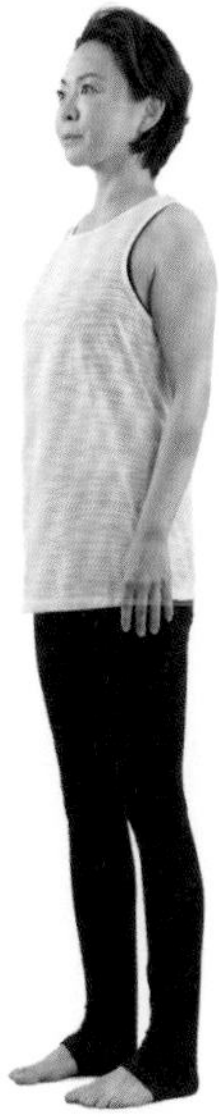

6

吐氣，身體一節一節的
用捲的把身體捲回到站
姿。重複做八回。

改善身體腹腔常見的症狀

產後骨盆縮小、骨盆回正

生產的過程中身體會分泌生產激素，幫助打開骨盆以便嬰兒可以順產。但是老天卻忘了在生產後分泌激素讓我們的骨盆可以回復到原來的狀態，這時候就只能靠自己來好好調整，不論是順產還是剖腹產，產後骨盆都會變大。很多的媽媽都會介意自己的身形改變，苦惱於骨盆的變化，希望可以恢復產前的模樣和機能。到底產後骨盆如何恢復呢？可以有「站姿」與「躺姿」的運動的方式來矯正和恢復。

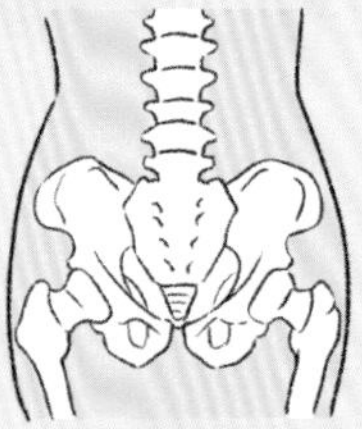

正常的骨盆

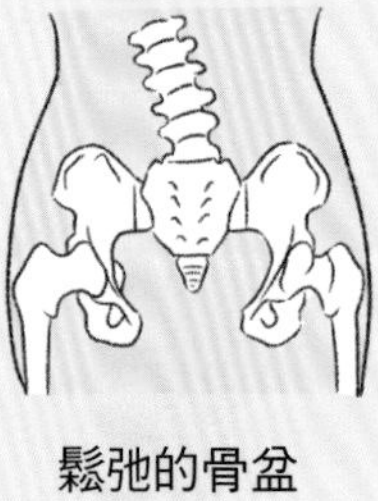

鬆弛的骨盆

EXERCISE
05

骨盆回正運動

改善骨盆鬆弛

練習步驟

01

站姿鍛煉

1 站立，雙腿微分開，收縮兩側臀部肌肉，使之相挾，形成大腿部靠攏。

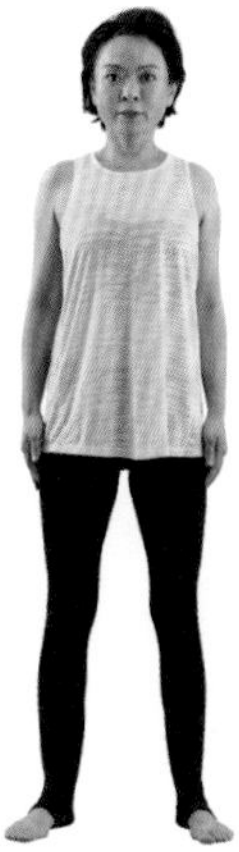

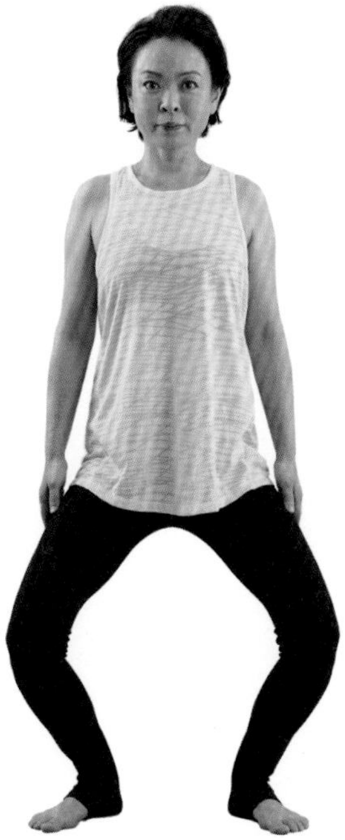

2 膝部外轉，往下蹲。

POINT

只要常常耐心鍛煉，即可學會分清楚陰道和肛門括約肌的收縮感覺，改善陰道鬆弛狀態，提高陰道的夾縮機能。

3 回到步驟 1，收縮括約肌，陰道感到是往上提的方向動。共做五回。

1 雙腳彎曲踩在地板上，膝蓋之間可以夾一個枕頭或瑜伽磚，吸氣預備。

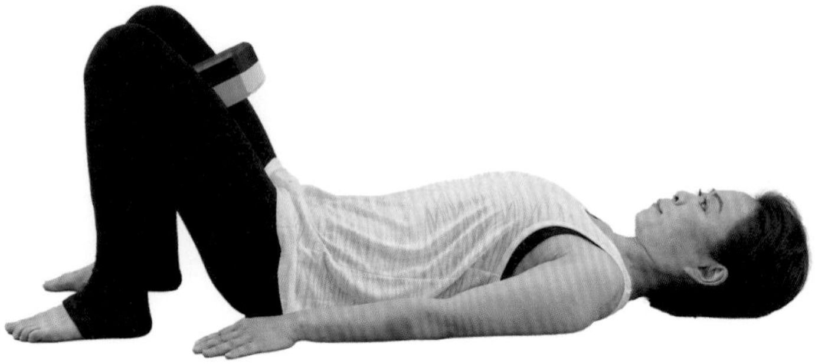

2 吐氣，骨盆底收縮，大腿內側收縮，骨盆、腰部、背部一直到頸椎，一節一節的往上捲。

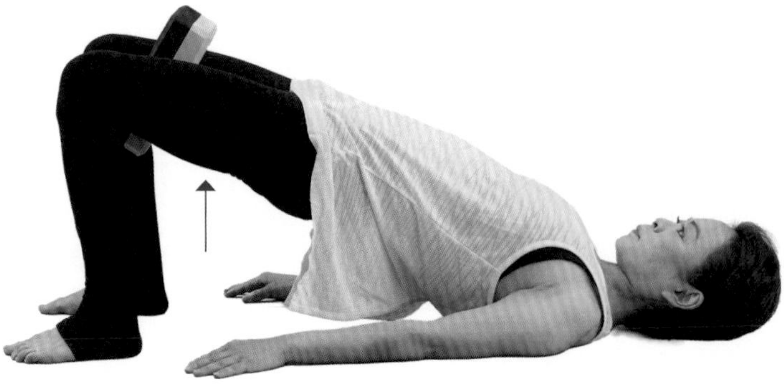

3

吸氣，骨盆前側儘量往天空的方向推，身體形狀像溜滑梯一樣。

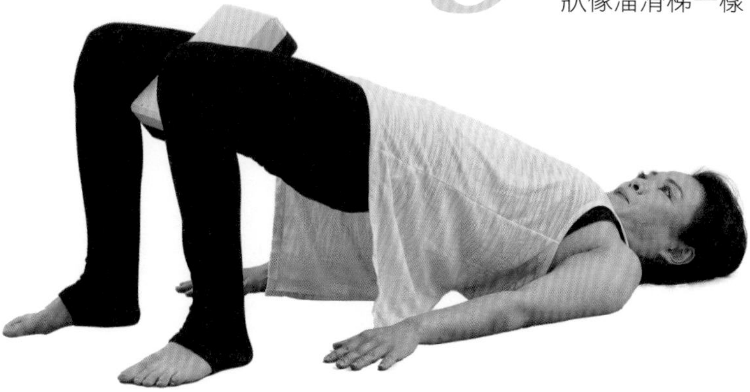

4

吐氣，回到原來的位置，重複這樣的吸吐一共八回。

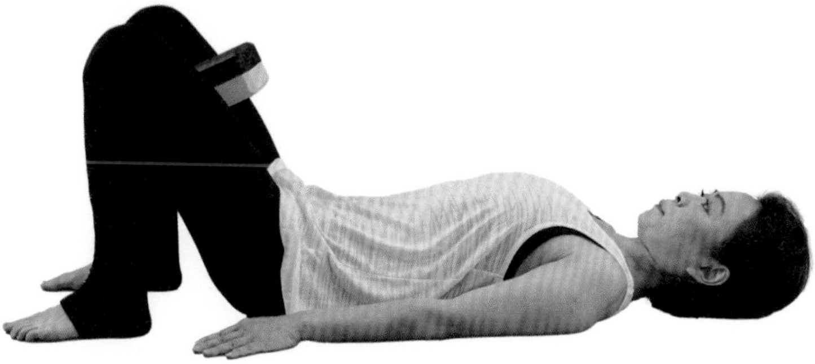

下腹輪失衡

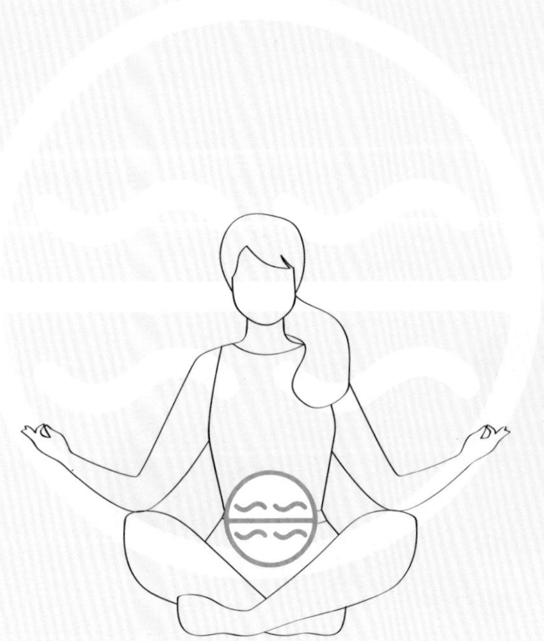

下腹輪

・元素・ 水
・掌管・ 生殖及泌尿系統、腰部、骨盆

下腹輪又名生殖輪，是我們生殖腺的所在處，負責我們的生殖系統、腎臟功能。

負責我們的創造力與性能力，水是下腹輪的主要元素，包括血液循環、排尿、排泄與分泌生殖的荷爾蒙。是對內與自己關係的所在處。

失衡的下腹輪，會導致性功能障礙。也容易產生子宮與腎臟的疾病。若我們的下腹輪平衡時，我們對於感情的表達可以流暢自如，也不會情緒化，失衡時身體會有下背部、腰部疼痛或僵硬，情緒上會產生猜忌、嫉妒、委屈……等，這些都是下腹輪失衡的現象！

• ESSENTIAL OIL •

精油芳療

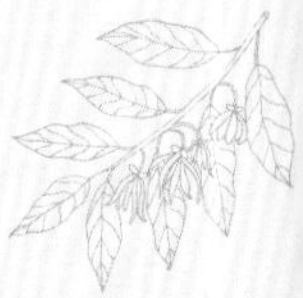

伊蘭伊蘭：有著平衡與陰性的特質，不光是幫助心血管與激素的平衡，更可以對女性產生自信，積極的功能，可以安定不安，穩定恐慌、緊張的情緒，是很好的抗憂鬱鎮定劑。

快樂鼠尾草：作用在神經系統，具有平衡荷爾蒙，有消炎、放鬆與催情的效果，可以減緩種種生理期的問題。

天竺葵：天竺葵是平民的玫瑰，主要可以幫助情緒平衡，更可以幫助修復皮膚系統，有活血、止血的特性，不只可以改善血液循環，更可以防止經血過多。

玫瑰：對心靈可以增加自信，與對自己產生積極正面的感受，

茉莉：在印度有「晚上皇后」之稱，主要可以幫助滋陰，作用於情緒平衡與激素系統。

使用方法

1. 選擇1至3種自己喜歡的香氣，加入擴香機內擴香。
2. 選擇1滴適合的精油，加入5ml分餾椰子油，塗抹於下腹部、骨盆後側或是鼠蹊處。

DECLARATION

香氣宣言

親愛的自己，對不起這些年來我忽略了我自己，我願意，從現在開始，我要從心的愛自己，對不起、謝謝你、我愛我自己。

下腹輪

使用筋膜球先放鬆

古代中醫說：「寧醫十男子，不醫一婦人」，由此可知女性的生殖系統比男性還要複雜許多。骨盆後側薦椎神經叢主要負責我們生殖系統的神經傳導，這也是我們中醫說的「八髎穴」。八髎穴位於人體腰骶部位，是骨盆腔氣血會聚之處，更是是調節人一身的氣血的總開關。透過筋膜槍的放鬆，可以幫助我們放鬆骨盆後側緊繃的肌肉，增加該處的血液循環。

練習步驟

01 先放鬆骨盆後側

1 筋膜球從骨盆到腰部由下往上、由左往右，身體躺在上面，前後左右滾滾，放鬆骨盆後側。

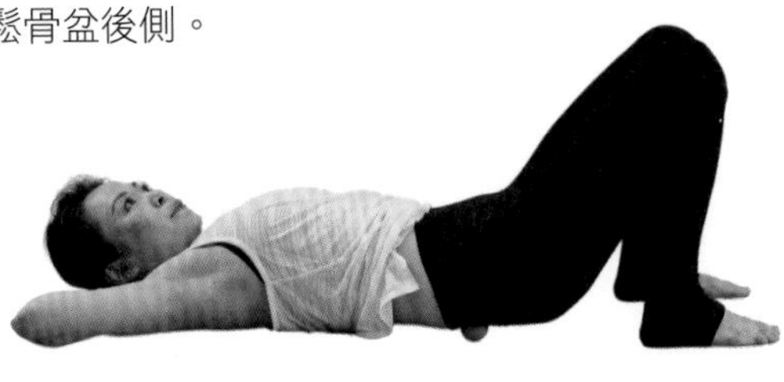

2 左右慢慢移動、上下慢慢移動，至少來回五回循環。

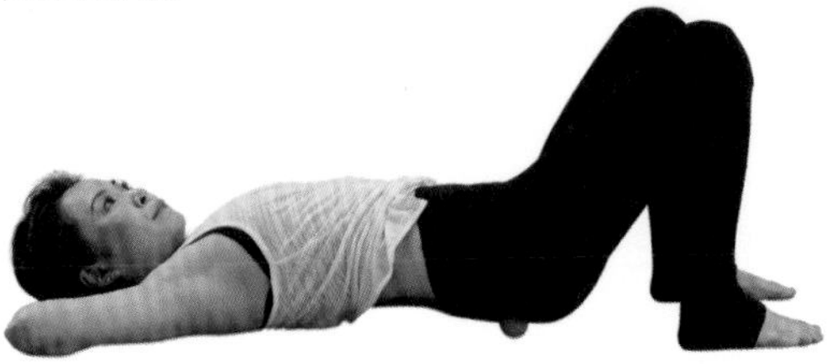

練習步驟

02

使用膜球球定點放鬆骨盆

1 定點把球放在八髎穴的上髎穴，左、右各10個呼吸，放鬆與活化骨盆後側。

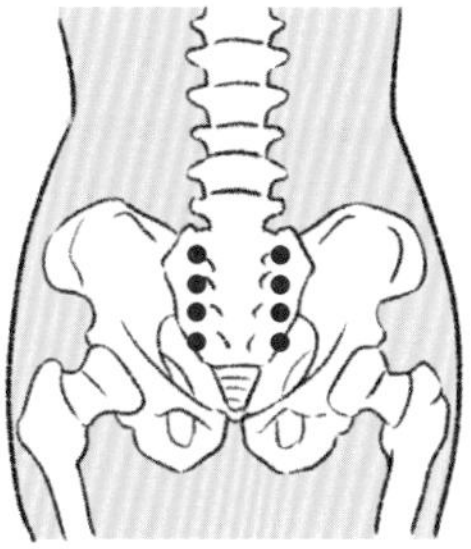

2 八髎穴上的每個部位各停留10個呼吸畫圈按摩。

3 這個部分需要旁人幫忙，若無人幫忙，就可以躺下，把球放在八髎穴，由上到下、左到右，整個骨盆後側使用筋膜球畫圓圈進行放鬆與活化。

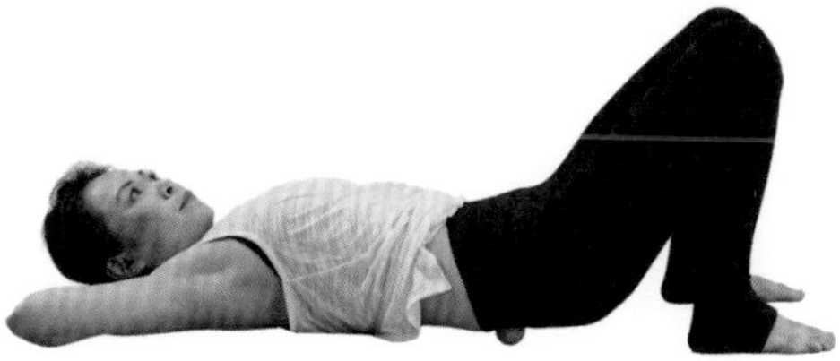

筋膜鬆一鬆

改善腰部常見的症狀

腰痠背痛

生活節奏加快，職場上班族壓力逐漸變大，所以很多上班族逐漸開始會有腰痠背痛的症狀，加上許多女性經期前後感到腰痠，都以為是正常現象，其實不是這樣的，引起女性腰部痠痛的原因有很多，主要有以下這些因素：一、姿勢不良引起的肌肉勞損、筋膜線淺背線緊繃。二、生殖與泌尿系統的疾病。三、腰椎受寒。四、過度疲累、腎氣不足等，都會造成腰痠。

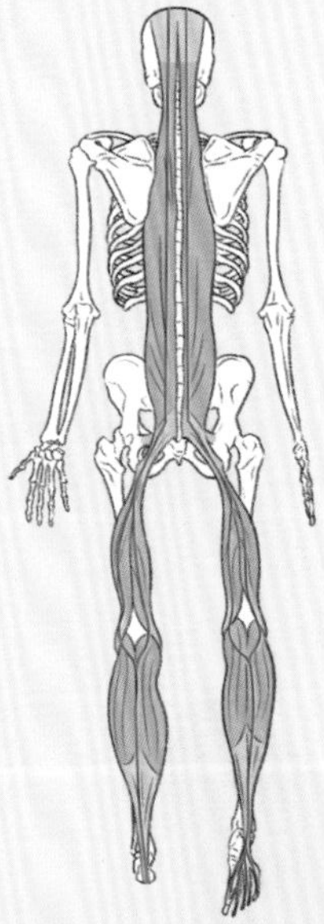

背部肌膜群（淺背線）

EXERCISE
01

貓式伸展

改善腰酸背痛

1 四足跪姿，骨盆正下方是膝蓋，肩膀正下方是雙手，腳背輕貼在地上。

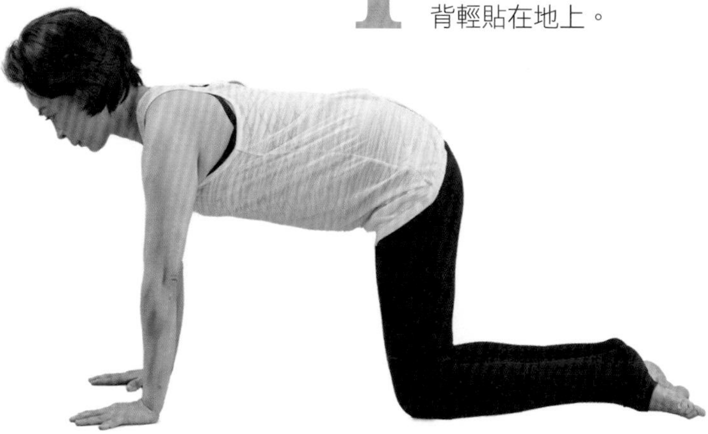

2 吸氣預備，吐氣，肚子往內縮，頭尾也往內縮、拱背，像生氣的貓，拉長下背部。

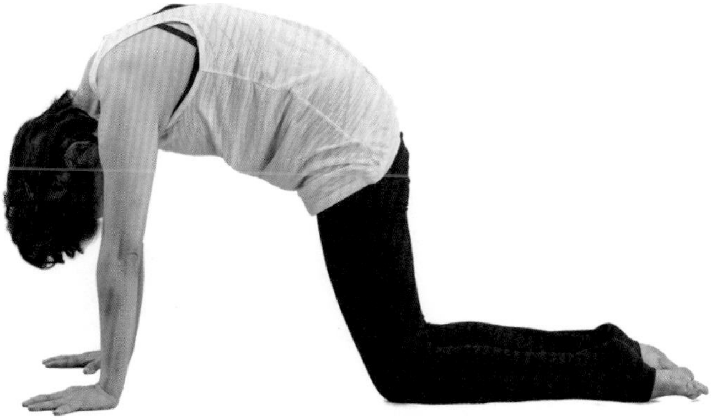

3 吸氣，身體重心往後方移
動，肩膀靠近耳朵。

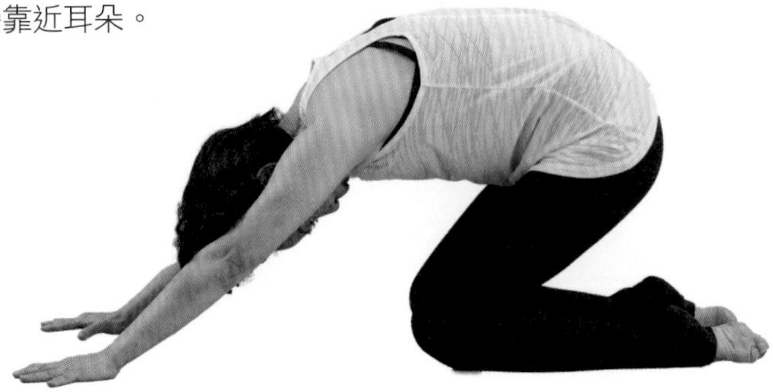

4 吐氣，回正。重複
做八回。

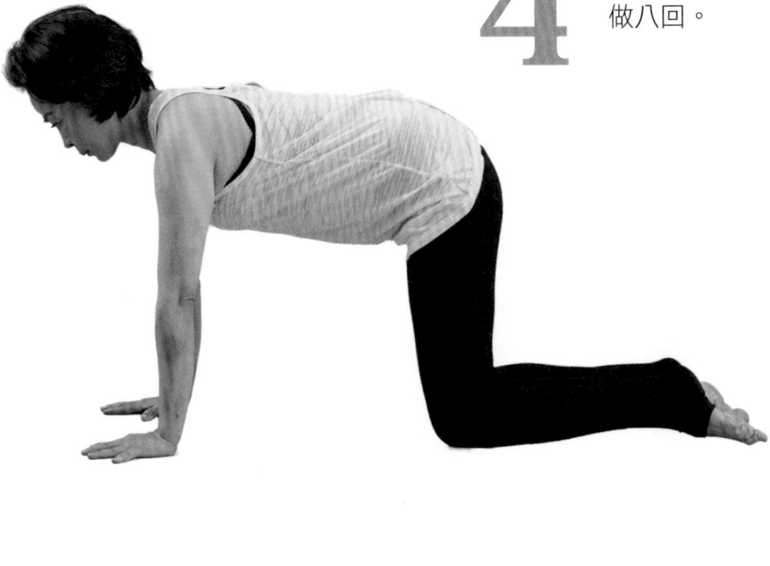

5 嬰兒式休息放鬆。

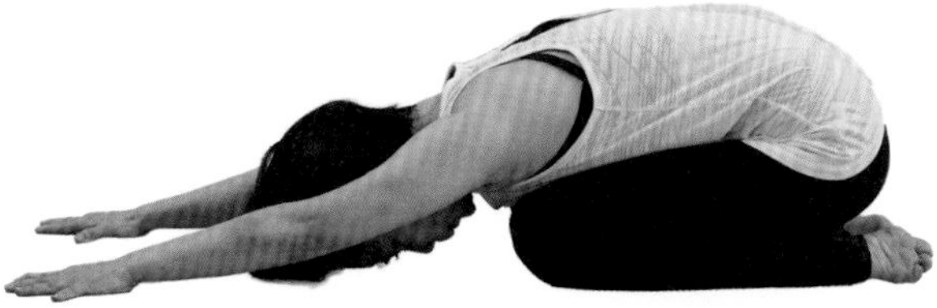

NG

注意不可以聳肩，手肘要放鬆，不要過度僵硬鎖死。

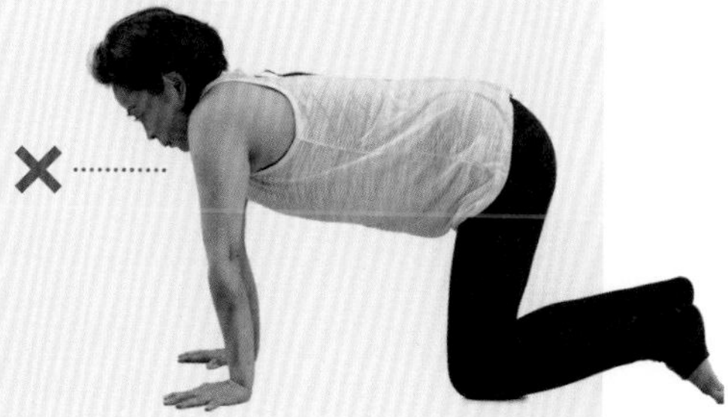

筋膜鬆一鬆

改善骨盆常見的症狀

女性經前症候群

經前症候群帶來的不適，反應在心理上的似乎大過生理。最常出現的症狀是「煩躁易怒」，出現比例高達七成。接著可能出現的症狀依序是嗜睡、情緒不穩、頭痛、頭重、肌膚問題、浮腫、暴飲暴食、乳房腫痛、便祕等等，這也都是因為骨盆歪斜、筋膜張力不平均、荷爾蒙失調與神經傳導錯亂所引起的不適。

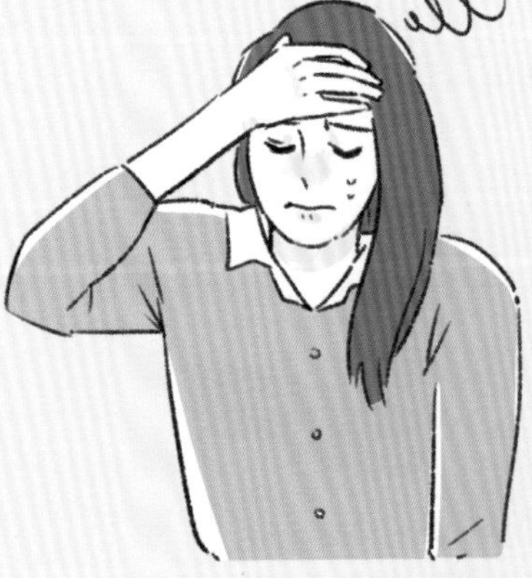

EXERCISE
02

骨盆前後捲

緩解經前症候群

1 採四足跪姿。

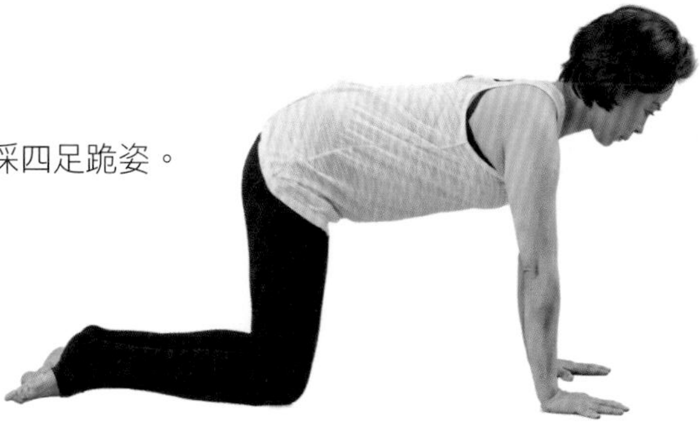

2 右腳往右方拉長伸直，腳趾尖面向正前方，雙手在肩膀正下方。

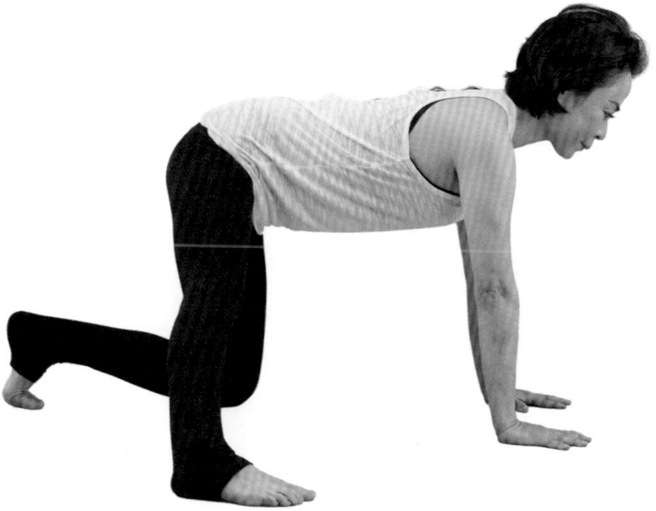

3

吸氣預備，吐氣，肚子往內收，捲骨盆跟脊椎、拱背。

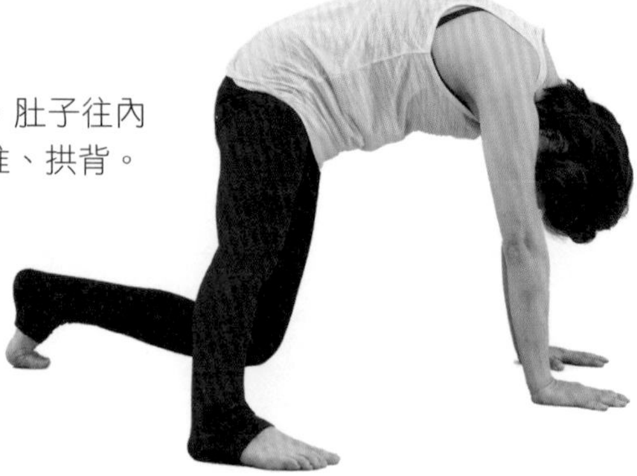

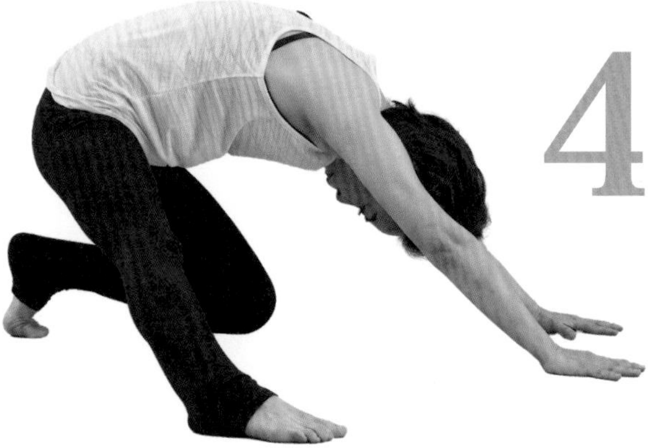

4

吸氣，維持拱背，身體重心同時往後方移動，感受正在打開下背部跟骨盆。

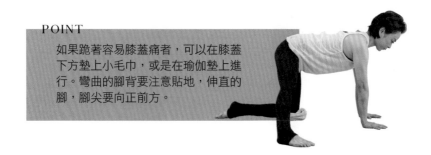

POINT

如果跪著容易膝蓋痛者，可以在膝蓋下方墊上小毛巾，或是在瑜伽墊上進行。彎曲的腳背要注意貼地，伸直的腳，腳尖要向正前方。

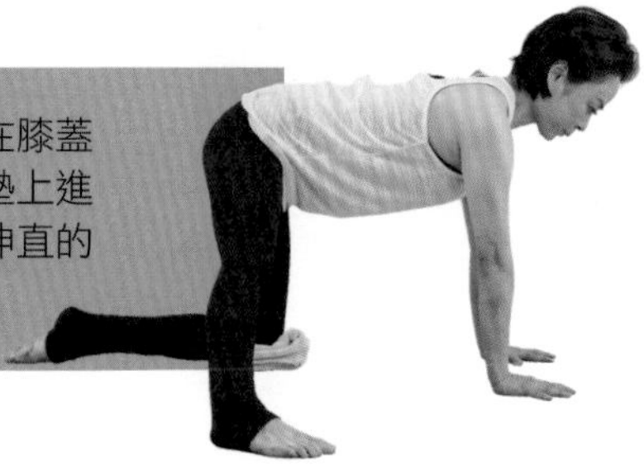

5

吐氣，讓脊椎一節一節的恢復，從骨盆、下背、胸部、背部再到頸椎，延伸脊椎。

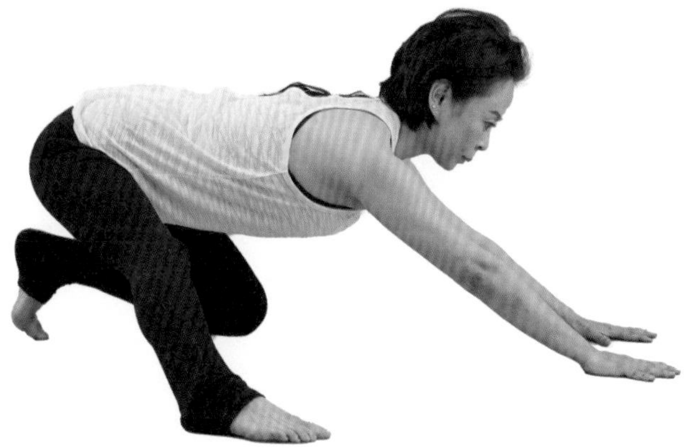

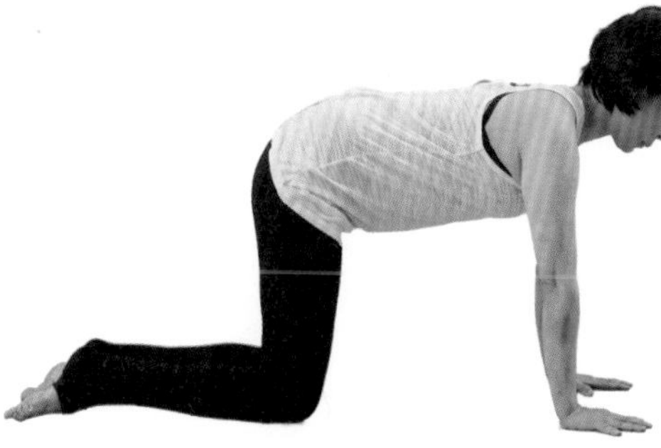

6

吸氣，再將身體拉回到正中央的位置。重複做八回。

改善骨盆常見的症狀

坐骨神經痛

「梨狀肌症候群」也稱為假性坐骨神經痛，梨狀肌是臀部深層的一塊肌肉，下方有坐骨神經通過，一旦梨狀肌發炎、過度使用，就可能變得緊繃而壓迫到坐骨神經，一開始的症狀為背部痠痛、無法站直或彎腰疼痛，疼痛感會從下被延伸到臀部、大腿、小腿、腳底板等。

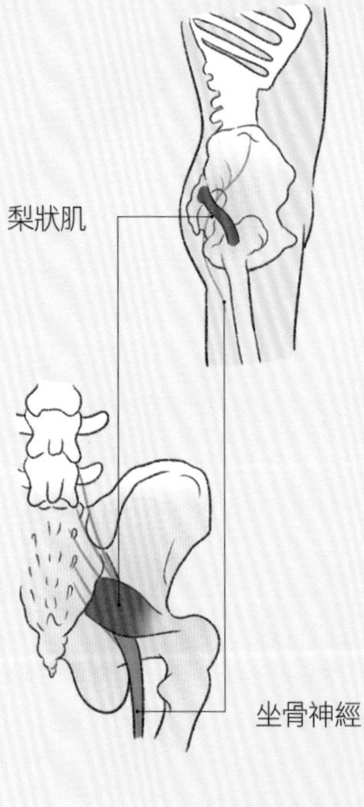

梨狀肌緊張壓迫坐骨神經

EXERCISE 03

臀部拉一拉

緩解坐骨神經痛

1 四足跪姿，骨盆正下方是膝蓋，肩膀正下方是雙手，腳背輕貼在地上。

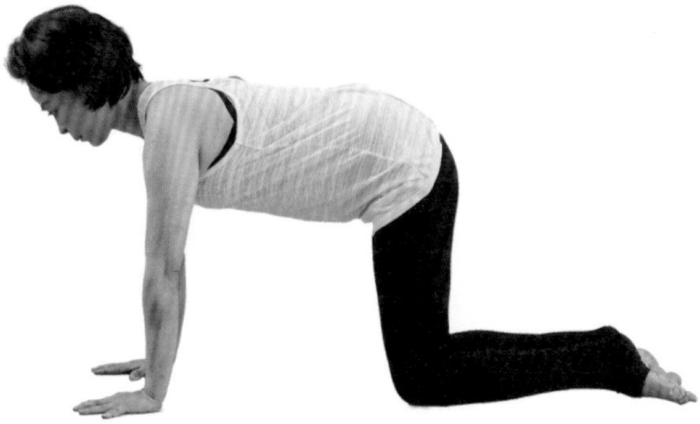

2 右腳往前踩一大步，拉長左邊髖關節前側。

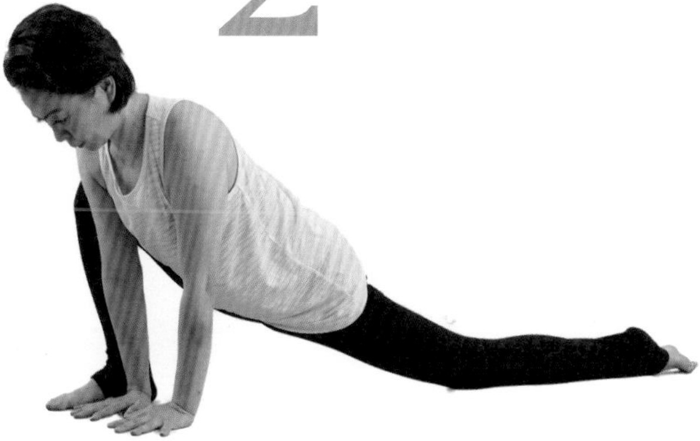

3

左手手肘放在地板上，右腳腳外側回勾，維持往下推地，重心放在骨盆、臀部的位置。

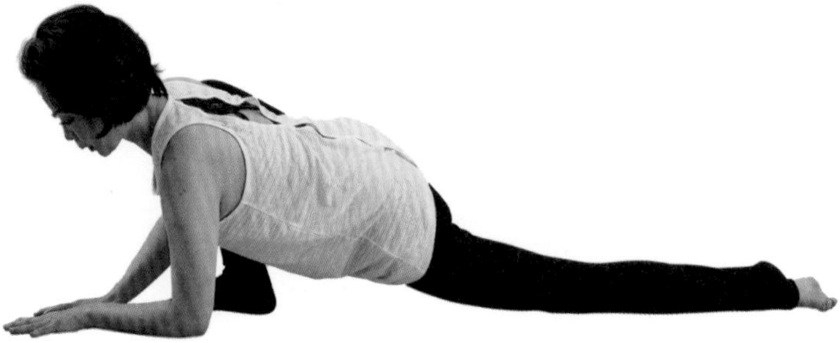

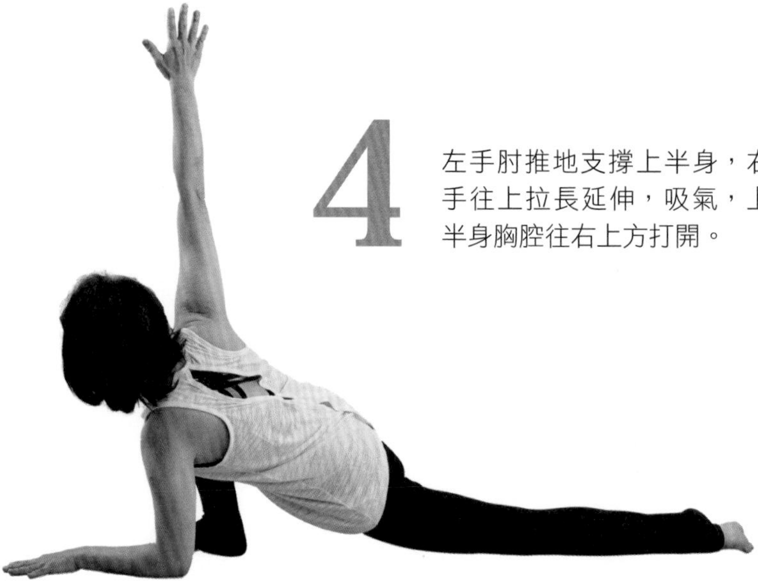

4

左手肘推地支撐上半身，右手往上拉長延伸，吸氣，上半身胸腔往右上方打開。

5 吐氣，回到拉平的位置。
重複做五回，換邊做。

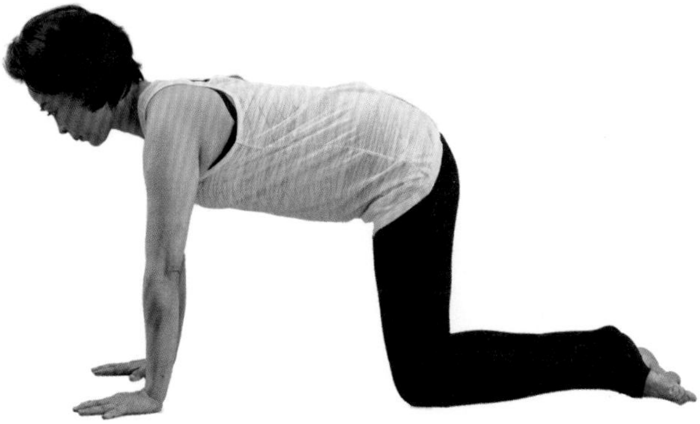

NG

前腳不可彎曲太多。 ✕

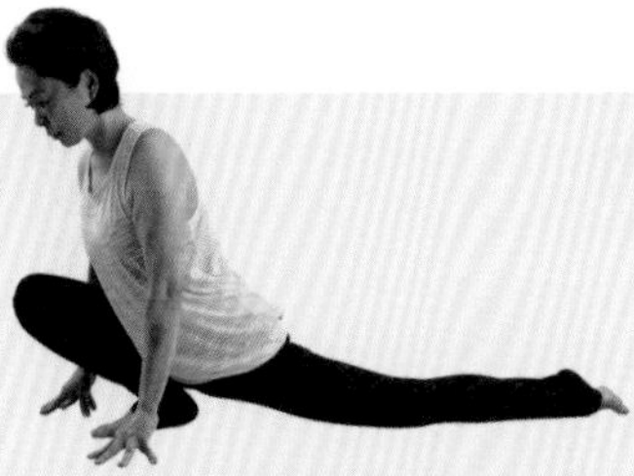

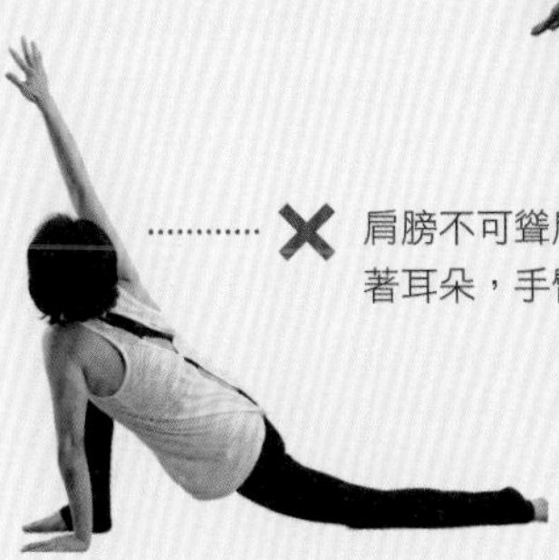

✕ 肩膀不可聳肩，造成肩膀過於黏著耳朵，手臂亦不可太僵直。

改善骨盆常見的症狀

骨盆歪斜、經痛

骨盆歪斜，容易引起全身「受傷」。骨盆歪斜，看似不痛不癢，卻會給身體帶來很多健康隱患。可能會引起：一、脊柱側彎：骨盆歪斜時，身體為了達到平衡，脊柱就會彎向高的那一邊，造成脊椎側彎與高低肩。二、導致靜脈曲張：骨盆側傾傾斜達到頂點的脛骨關節變緊，影響血液循環，從而導致靜脈曲張。三、影響生殖系統：骨盆歪斜會給骨盆造成壓力，導致盆腔內的血液循環不暢，造成生理週期混亂、痛經、小腹墜痛等問題。

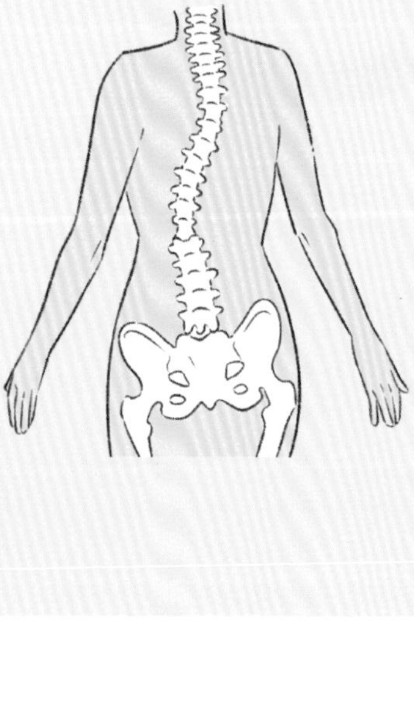

EXERCISE 04

小球左右滾

緩解骨盆歪斜、經痛

1 雙手抱在雙大腿後側，雙腳離開地板，下巴收回來，眼睛看向肚臍。

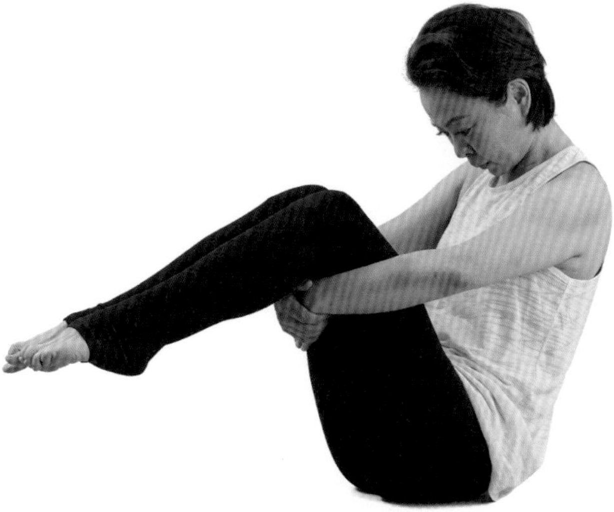

2

讓脊椎成C狀，吸氣往後，
吐氣往前，前後滾 10 次。

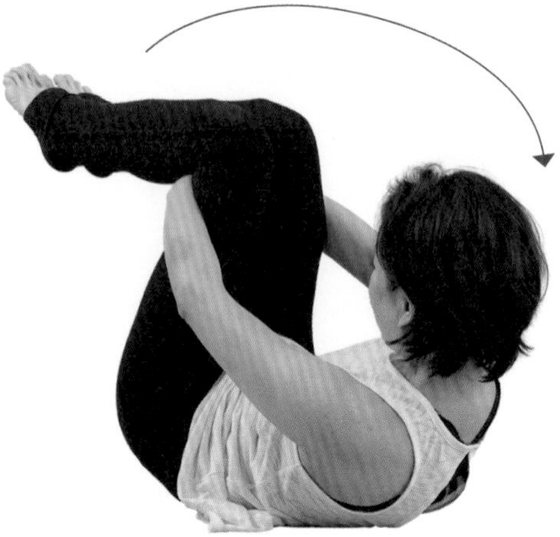

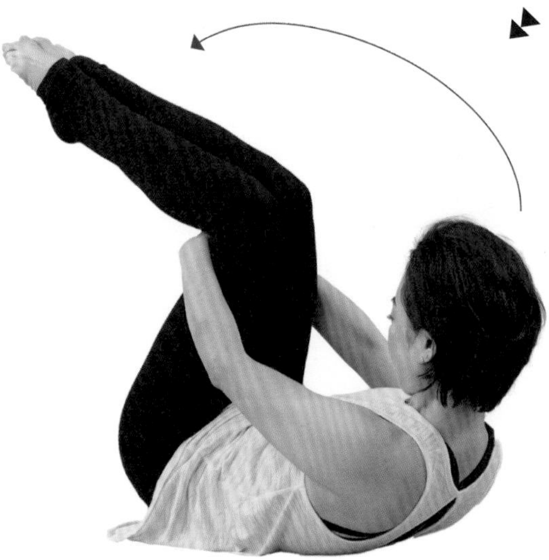

3 來回順時針滾動繞圈。

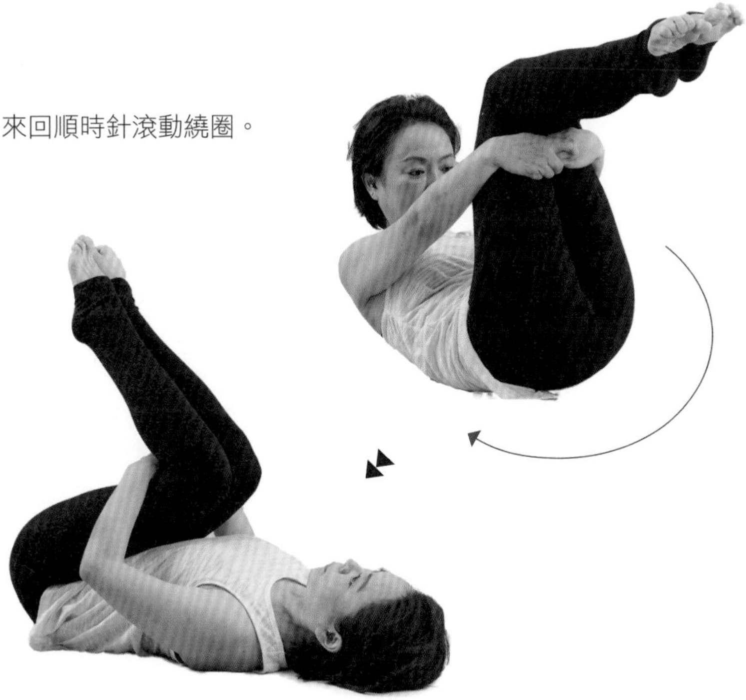

4 換繞逆時針再滾10次，滾回原地。

POINT

滾動時記得後腦勺不要碰地，脖子也不要甩動過於大；胸口到膝蓋的距離要抱持一樣。要跟著呼吸節奏滾動，吸氣往後、吐氣往前。

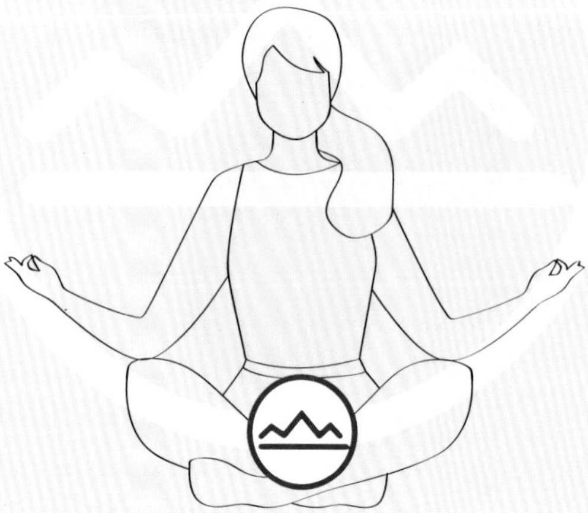

海底輪失衡

根輪

・元素・ 土、大地
・掌管・ 下半身、腰腿部、腳

海底輪跟我們的泌尿系統與生殖系統有關。海底輪的元素是土、大地；土，代表著安全、穩定、基本需求跟信任；當海底輪平衡的時候，我們會有安全感跟確定感，失衡時，就容易會產生不安、焦慮等等感受。腳踝與雙腿，是我們心理的支撐，腳底板更是身心的平衡點，若一個人站的不穩定，通常也表示那人的情緒也是不穩定。

若從結構的功能來看，雙腳顯現出我們對事情的想法跟態度，例如：若我們說一個人是「踏實」，這表示這人可以面對現實，按部就班的做事；反之，我們說一個人「不切實際」，那麼就是表示這個人脫離了現實，不腳踏實地。膝蓋跟腳踝也反應著我們追求生命的順遂度，當我們覺得生活順暢的時候，膝蓋跟腳踝就會充滿活力且靈活，當我們面對挑戰或阻礙的時候，就會變得比較僵硬，也因為如此，更容易讓我們受傷。

·ESSENTIAL OIL·

精油芳療

- **岩蘭草**：岩蘭草對中樞神經有極佳平衡鎮定的幫助，是一個穩定性很強的土性扎根精油，會讓我們產生踏實、安定的感覺。
- **生薑**：有去濕、滋補、暖身等幫助，可以增加體內的血液循環、排除濕氣與寒氣，使我們更容易產生溫暖與安全感。
- **廣藿香**：穩定的能量，可以幫助鎮靜、寧靜與放鬆，更可以減輕焦慮，營造出身心的平衡感。
- **沒藥**：有隱形OK蹦之稱，除了用於肌肉骨骼之外，更可以幫助安定神經系統、穩定情緒，解除長期的情緒困擾或做惡夢的狀況。

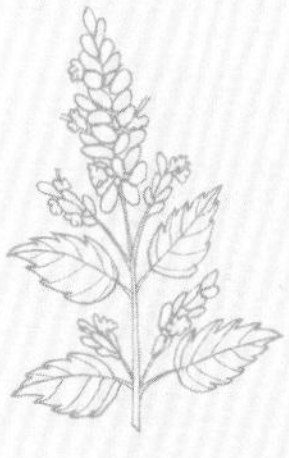

使用方法

1. 選擇1至3種自己喜歡的香氣，加入擴香機內擴香。
2. 選擇1滴適合的精油，加入5 ml分餾椰子油，塗抹於骨盆後側或腳底。
3. 若有腰痠的問題，也可以塗抹於痠痛處。

DECLARATION

香氣宣言

親愛的自己，我清楚地知道我在大地之母的懷抱中。我知道，我是安全的！我是受保護的，請消除我莫名的恐懼，給我勇氣。

海底輪

使用筋膜球先放鬆

所有腳部問題都會讓足底筋膜很緊繃，就會導致踝關節和膝關節受力不均勻，很容易出現O型腿、X型腿、小腿或是膝蓋的問題，使用筋膜腔足底按摩大概持續1分鐘之後，就換另外一隻腳重複的進行一樣動作。要全面的調整因姿勢不良所產生的腳部變形，需要先從放鬆足底筋膜開始。

練習步驟

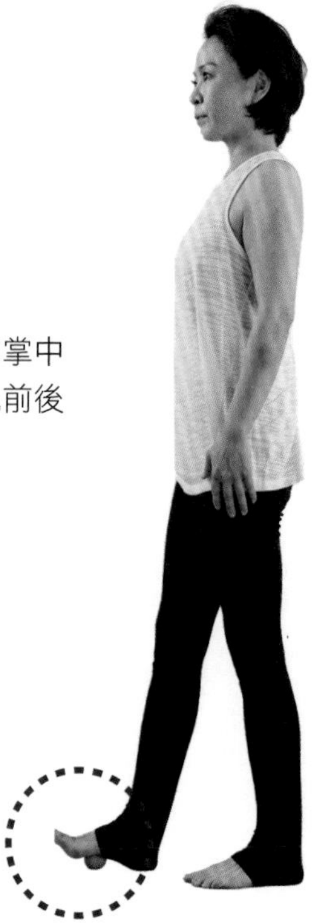

1 使用筋膜球，在腳掌中央湧泉穴，輕柔地前後滾動十次。

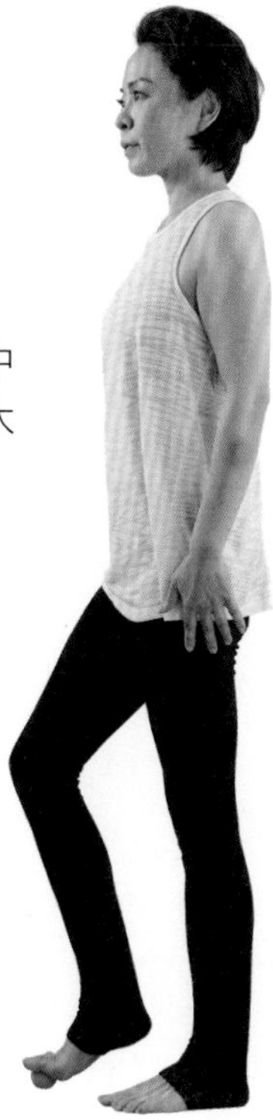

2 足底中間，以湧泉穴的位置為中心，往每一個腳指頭放鬆，從大拇指到小拇指。一共來回 3 趟。

3 再回到足底中間湧泉穴，踩在筋膜球球上放鬆 1 分鐘，放鬆背筋和腳底。

筋膜鬆一鬆

改善腿部常見的症狀

O型腿、外八

「O型腿」是指雙腳踝部併攏，雙膝不能靠攏，呈O字型，造成大小腿內外兩側肌肉群以及韌帶的收縮，力量與伸展力量不平衡。在結構上O型腿是因為股骨外旋、膝蓋內翻也會有足內翻的現象，可以觀察鞋子的磨損程度，若兩腳鞋子外側磨損的較嚴重，那麼就要注意了。

O型腿對身體的影響：可能會造成大腿變粗、腰痛、生理期不順、肩頸痠痛、膝蓋痛等。

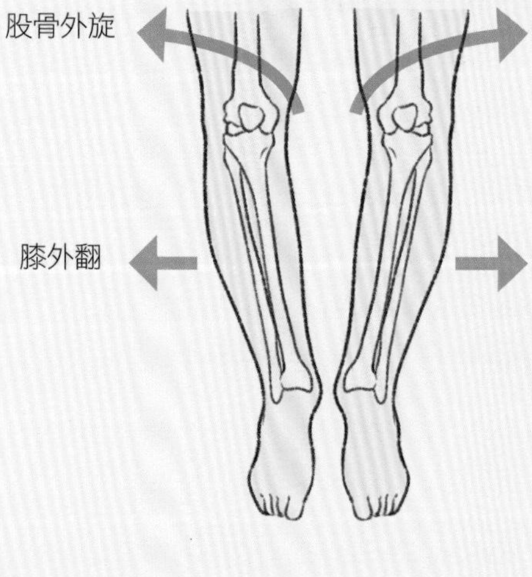

EXERCISE 01

腿型矯正膝蓋碰一碰

改善O型腿、外八

1 坐姿在地上，膝蓋碰在一起，腳掌往外移動，讓小腿跟大腿呈 90 度。

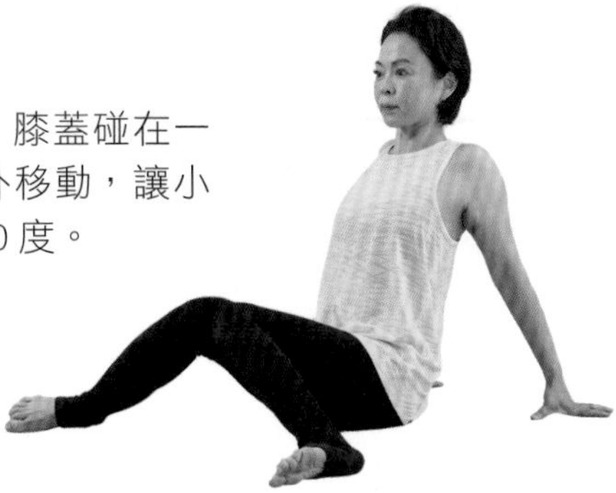

2 左右腳交替往下移動，來回五回。

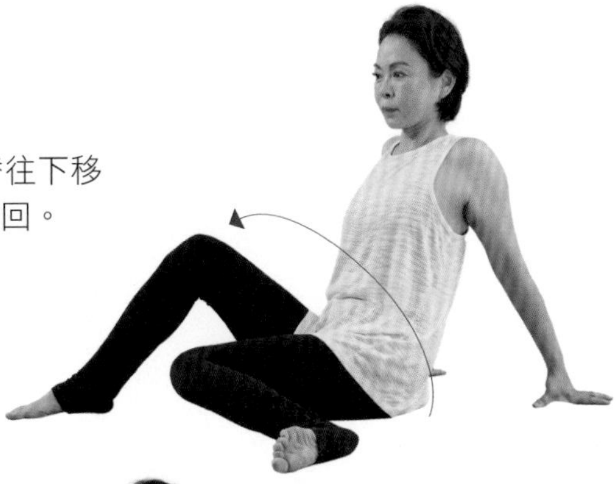

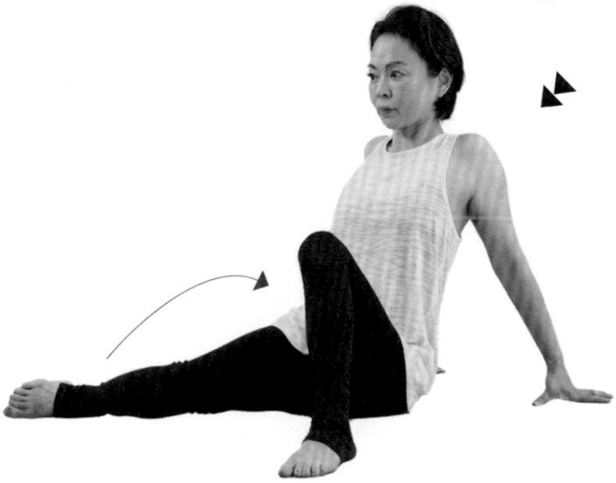

3 雙膝蓋靠攏，在此停留 3 個呼吸。

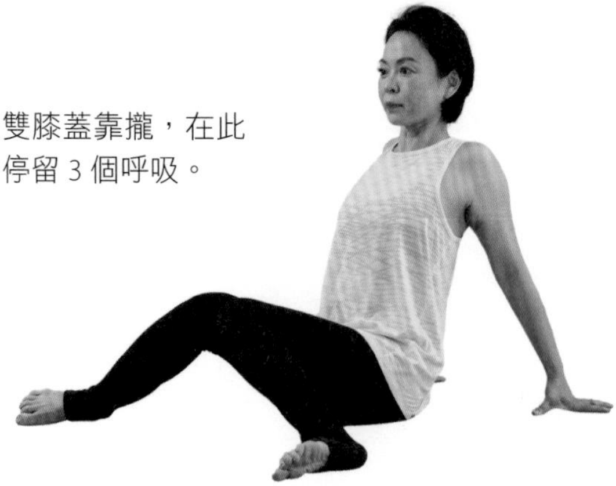

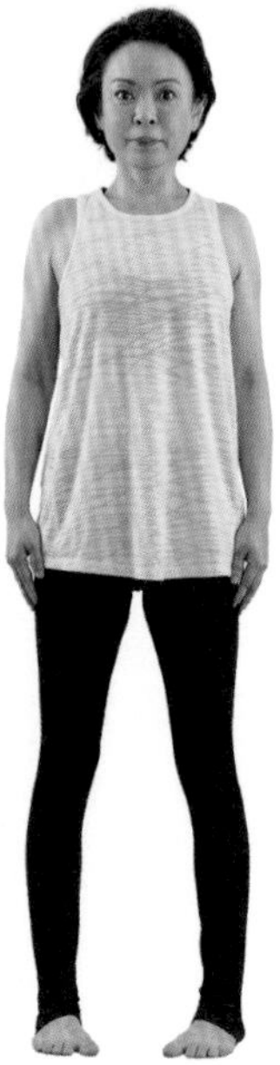

4 回到站姿，腳尖相對，雙腳踩內八。

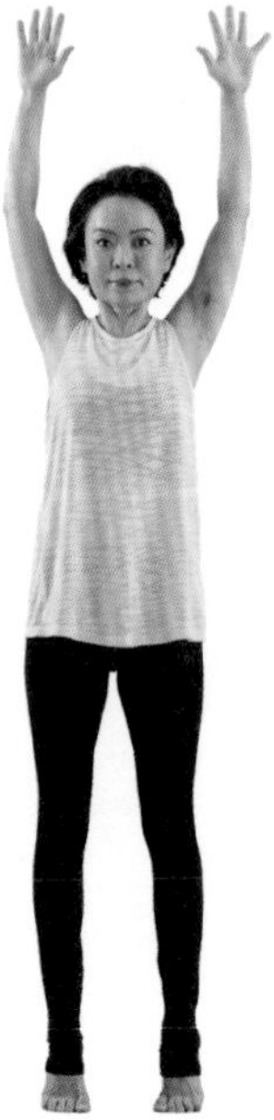

5 吸氣時，掂腳、手往上，拉長到耳朵旁。

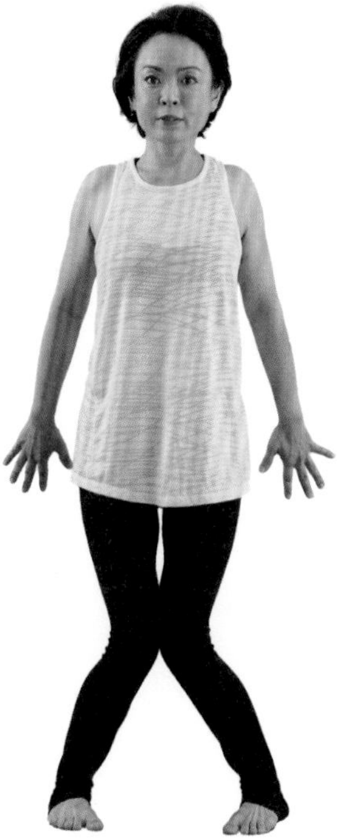

6

吐氣時，膝蓋蹲，雙手往下往後延伸。

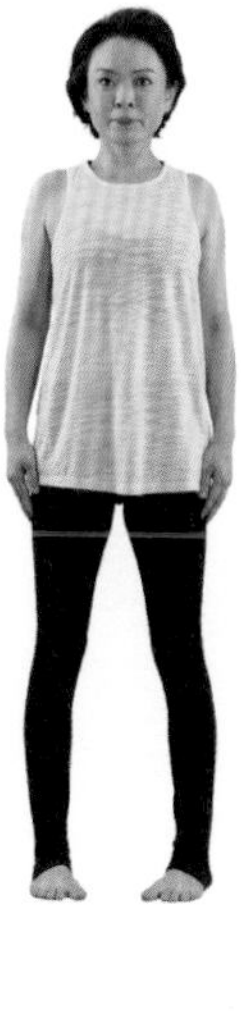

7

回到站姿，重複步驟 4~6，共八回。

筋膜鬆一鬆

改善腿部常見的症狀

X型腿、內八

X型腿是當雙膝靠攏時，小腿與腳踝有很大的間隙，當站著的時候，雙膝會相互靠在一起，腳跟卻無法併攏。內八的體態也是X型腿的徵兆，內外肌肉不平均，走路與坐姿不正確，也都很容易造成X型腿。X型腿的肌力不平衡與O型腿相反，是由於大腿內側的內收、內旋肌群僵硬，而臀大肌、臀中肌等鬆弛無力導致。

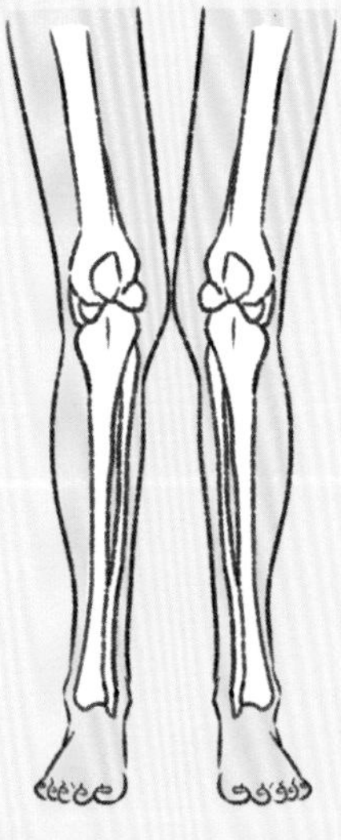

EXERCISE 02

青蛙趴趴不內八

改善X型腿、內八

1 彎曲膝蓋採趴姿。雙手手肘支撐在肩膀下方。

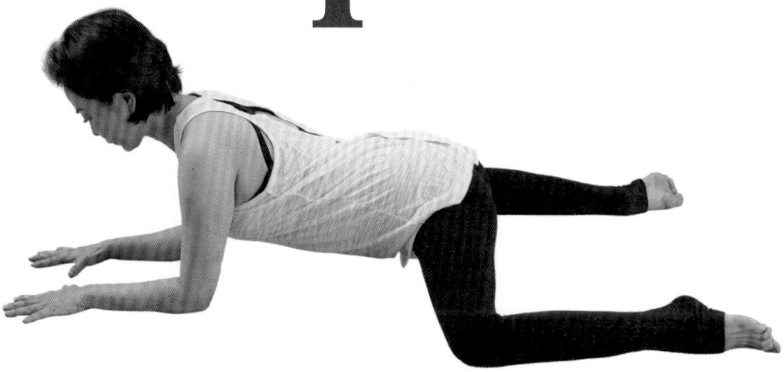

2 吸氣：保持脊椎跟骨盆的穩定，身體往前方延伸。

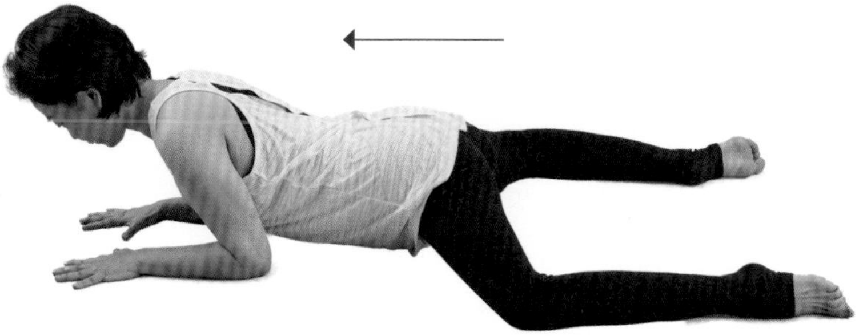

3 吐氣：身體往後方移動。

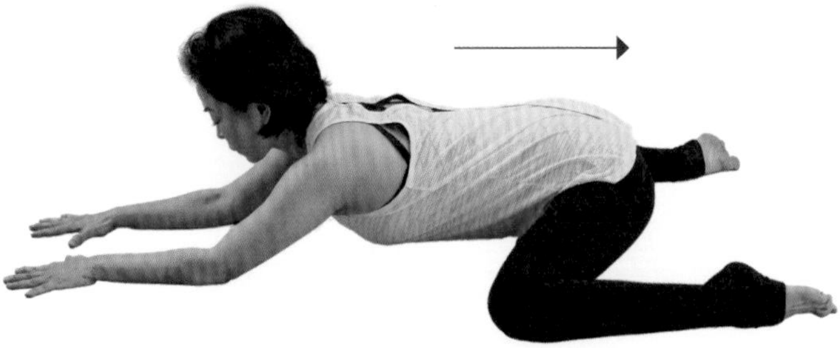

4 重複步驟 2 與 3，
共五回。

5 吸氣：保持脊椎跟骨盆的穩
定，再次將身體往前方延伸。

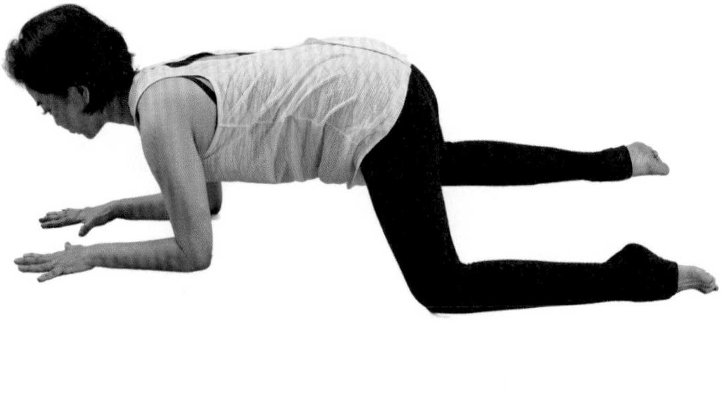

6

吐氣：一邊捲骨盆，同時也在將身體往後方移動（小海浪捲回）。

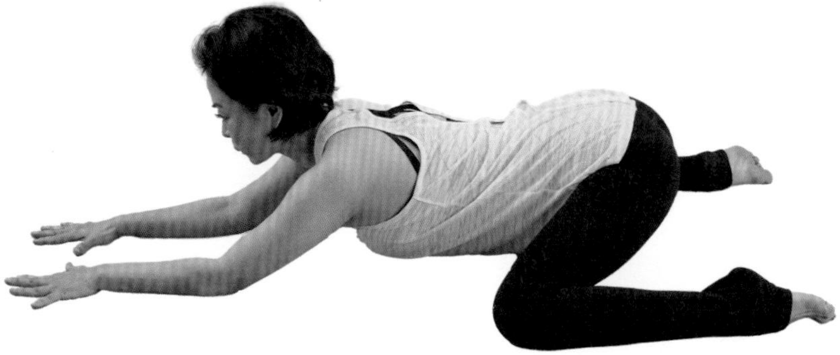

7

重複步驟 5 至 6，共 5 回。

筋膜鬆一鬆

改善腿部常見的症狀

小腿痠痛

造成小腿痠痛的原因有很多，除了骨盆歪斜之外，跟淺背線緊繃也是有很大的關係。

全身共有14條主要經絡，其中有6條主要經絡通過小腿。當我們站著或坐著的時候，小腿處是最容易產生循環不良，產生腫脹、緊繃、痠痛等等。

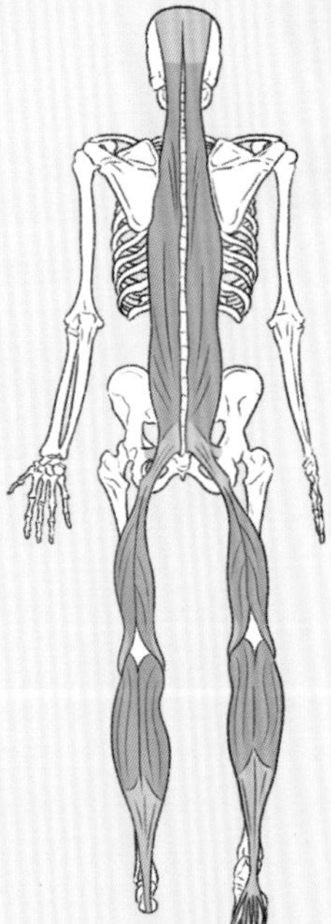

淺背線

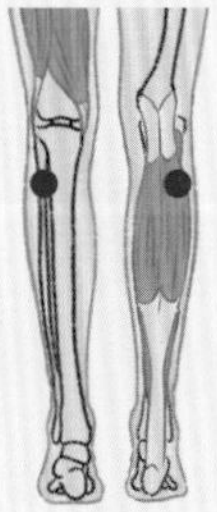

比目魚肌激痛點

EXERCISE
03

美腿拉一拉去痠痛

改善小腿痠痛

1 右腳膝蓋彎曲，大於 90 度，左腳往左方拉長，腳尖向上，雙手支撐在地上，骨盆對齊脊椎。

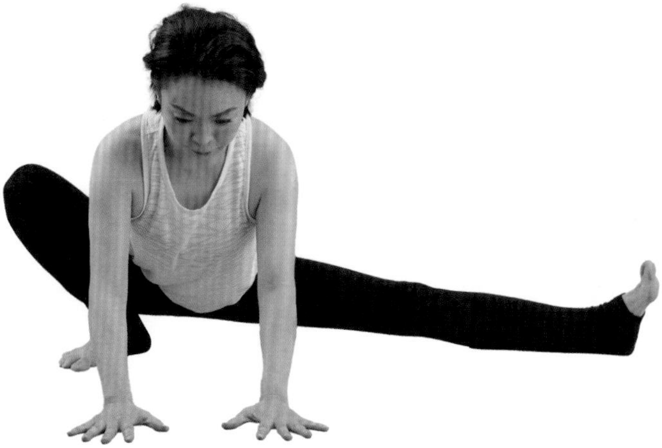

2 吸氣，身體重心稍微往後放、往右轉、腳底往前勾，腳跟往下方下壓，轉骨盆。

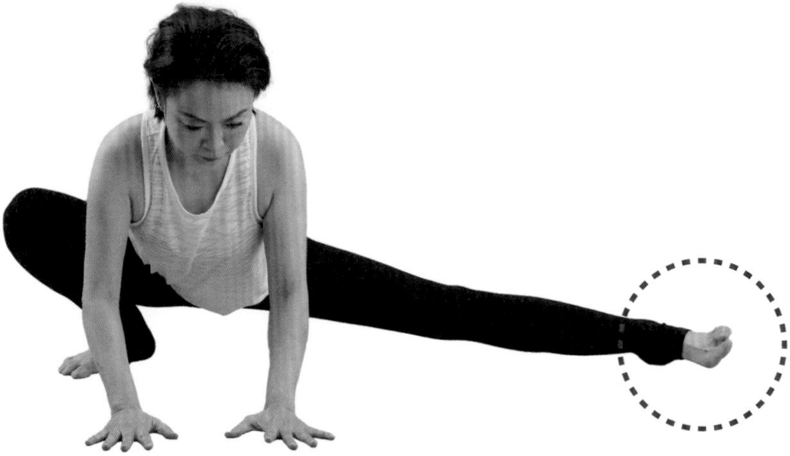

POINT

膝蓋如果會痛，可以在下面墊毛巾比較舒適。如果膝蓋無法伸直，可以讓腳往前放一點，幫助膝蓋伸直。

3

骨盆逆時針螺旋轉三圈，配合吐氣，身體重心往後轉、往右轉、再往前、往左回到原地；腳底跟著往逆時針轉，同骨盆一起轉動三圈。做完再換邊進行。

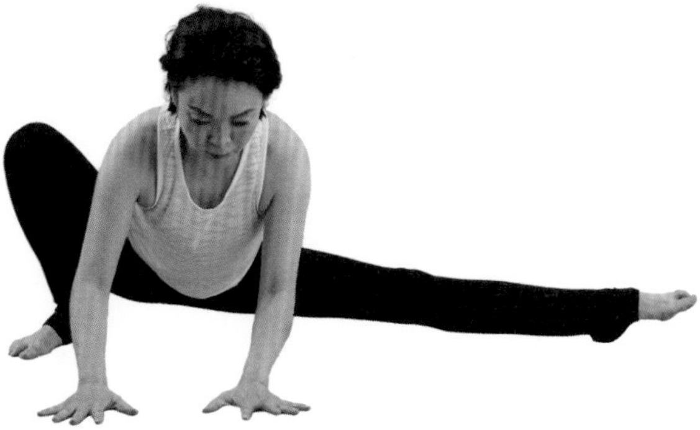

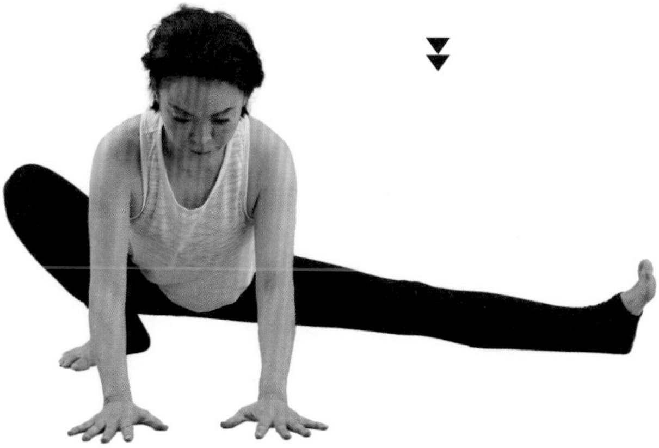

筋膜鬆一鬆

改善腿部常見的症狀

足底筋膜炎

當早上一起床，腳踩到地板上，腳跟會產生疼痛感，痛點會發生在腳的內側或是中間，也常會發生在久坐後起身或是走路走久的時候會發生。

足底筋膜炎除了肌腱發炎之外，還有與肌腱退化，以及足底筋膜、小腿筋膜僵硬，跟整個淺背線（背筋）緊繃也有很大的關係。

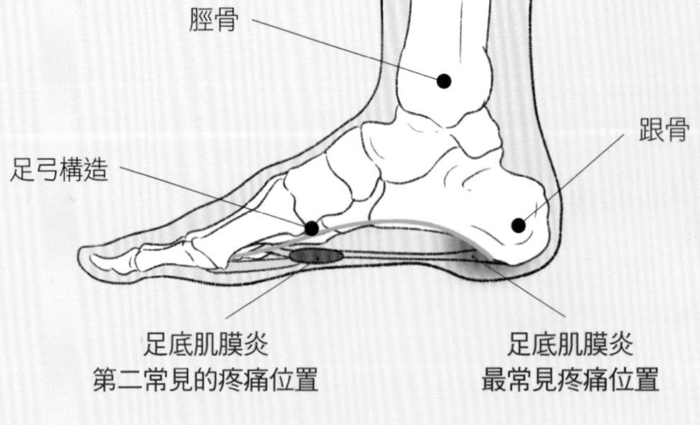

EXERCISE
04

前後腳拉一拉

改善足底筋膜炎

1
站姿，右腳在前，左腳往後延伸拉長。

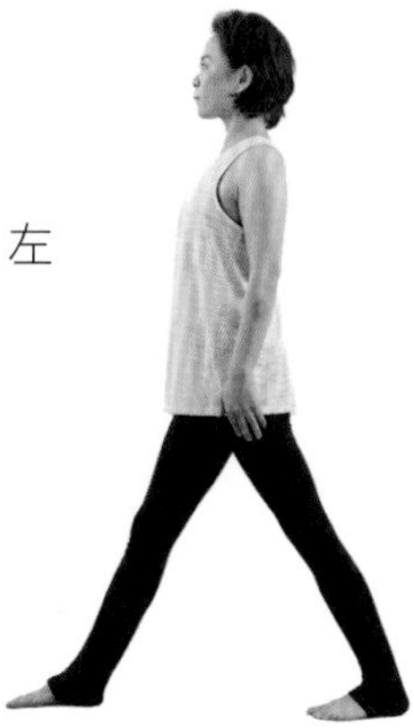

2
吸氣，彎曲右腳，左腳腳指頭朝向正前方，腳跟踩地，雙手往上延伸拉長到耳朵邊。

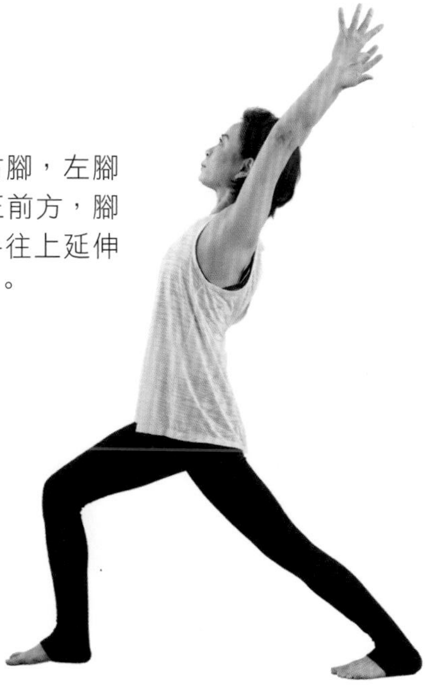

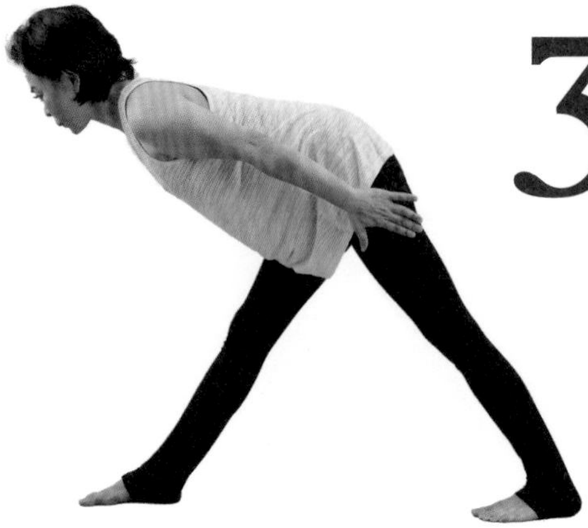

3

吐氣，伸直右腳，稍微彎曲左腳，脊椎往正前方延伸拉長。

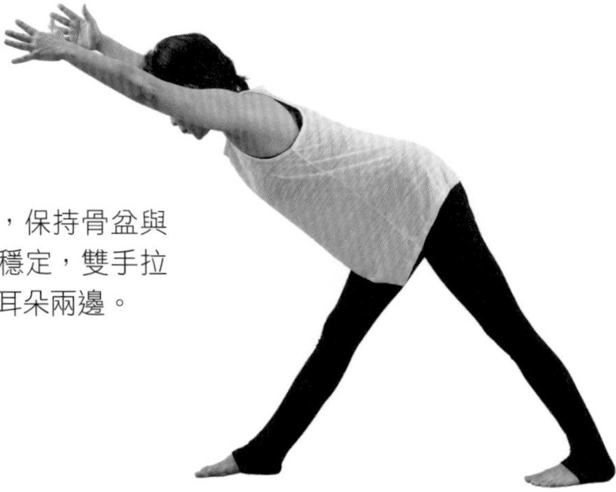

4

吸氣，保持骨盆與脊椎穩定，雙手拉長到耳朵兩邊。

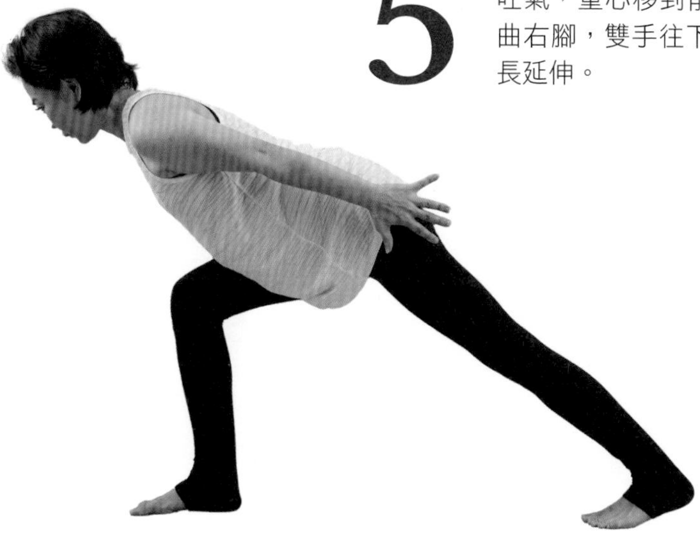

5 吐氣，重心移到前方，彎曲右腳，雙手往下往後拉長延伸。

6 重複步驟 2 至 5，一共五回。

筋膜鬆一鬆

改善腿部常見的症狀

膝蓋痛

膝蓋真的是個倒霉鬼，因為骨盆歪斜、髖關節緊繃、大腿前側緊繃等，都會產生膝蓋痛的問題。膝蓋的問題若不是膝蓋的半月軟骨磨損或膝關節退化，其餘大多是其他部位造發引起它的不適。我們若是習慣性總將膝蓋過度伸直，也就容易造成膝關節磨損，加大膝關節退化的機率。

膝關節的活動範圍最好是前後移動，是不能左右移動的，左右移動得要靠我們的髖關節。所以要舒緩我們膝蓋痛的問題，我們就要從髖關節來調整！

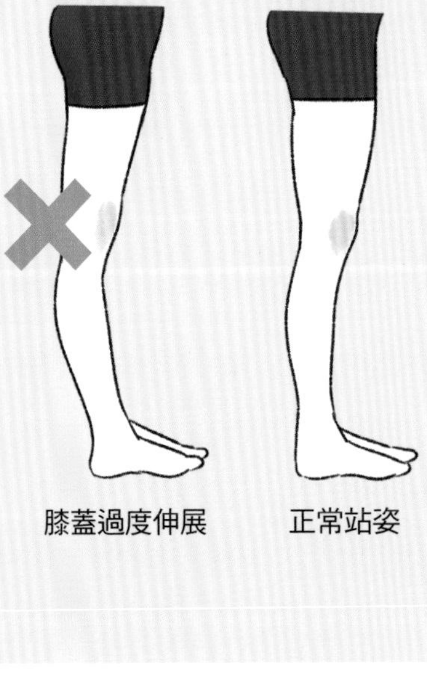

膝蓋過度伸展　正常站姿

EXERCISE 05

轉動髖關節

改善膝蓋痛

1 半躺姿，右腳彎曲 90 度踩在地板上，雙手在骨盆上方撐住地板，避免骨盆移動。

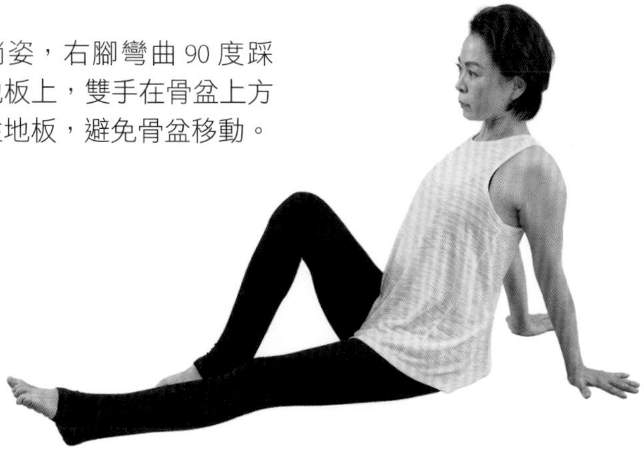

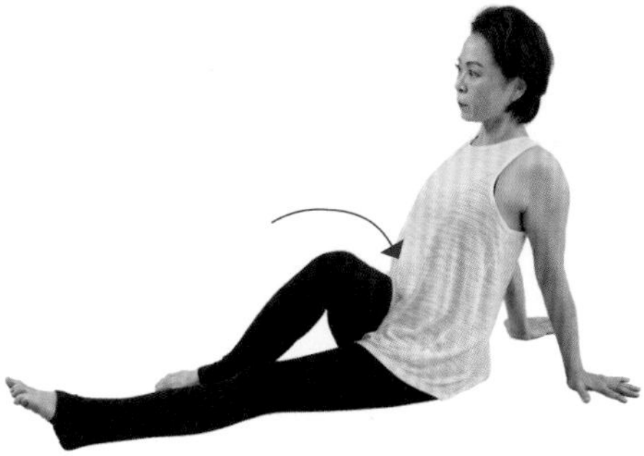

2 吸氣時，右腳膝蓋先往內倒。

3 右腳膝蓋再往前拉長。

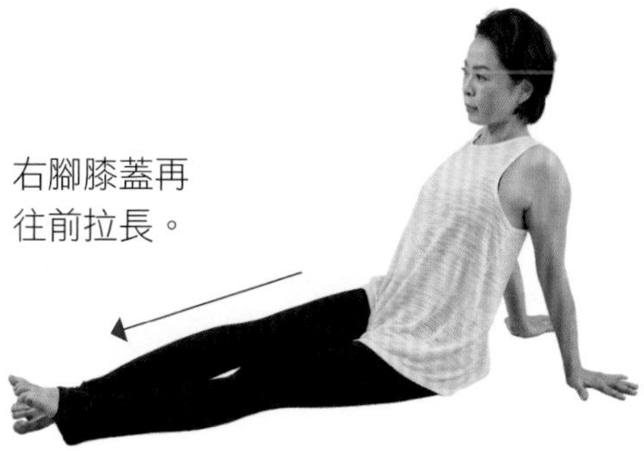

4

吐氣時，膝蓋
往外轉拉。

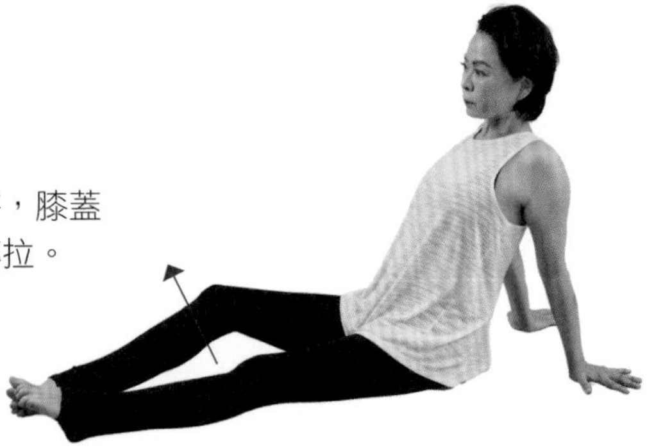

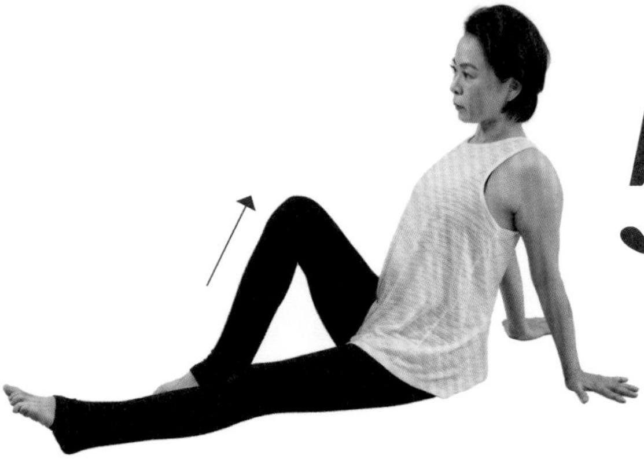

5

拉回到右膝蓋
90 度的狀態。

6

重複往內往前拉長，做
五回後，換反方向。

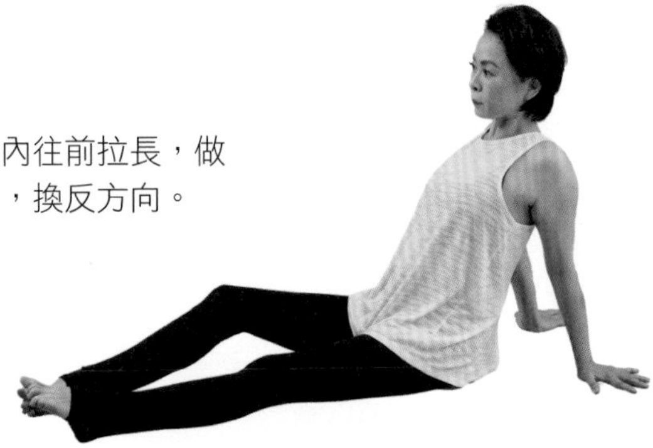

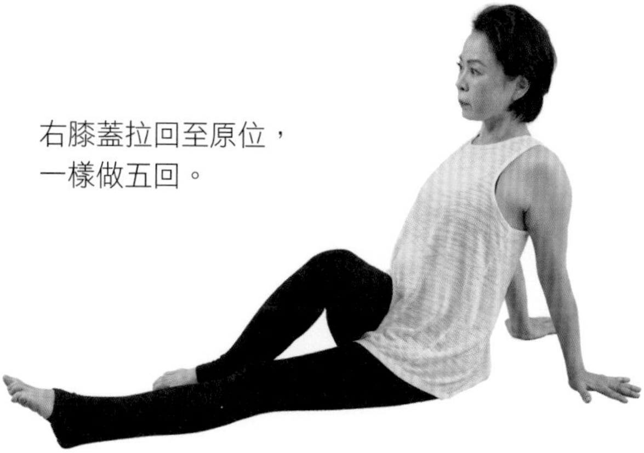

7 右膝蓋拉回至原位，
一樣做五回。

8 再換左腳做
重複動作。

POINT

保持腳移動時，是直線移動，做動作時，要將意識放在髖關節上，想像的重點放在髖關節正在轉動。

當日常生活的姿勢得到改變，
人生也會跟著改變

Part 04

身體是
靈魂的殿堂

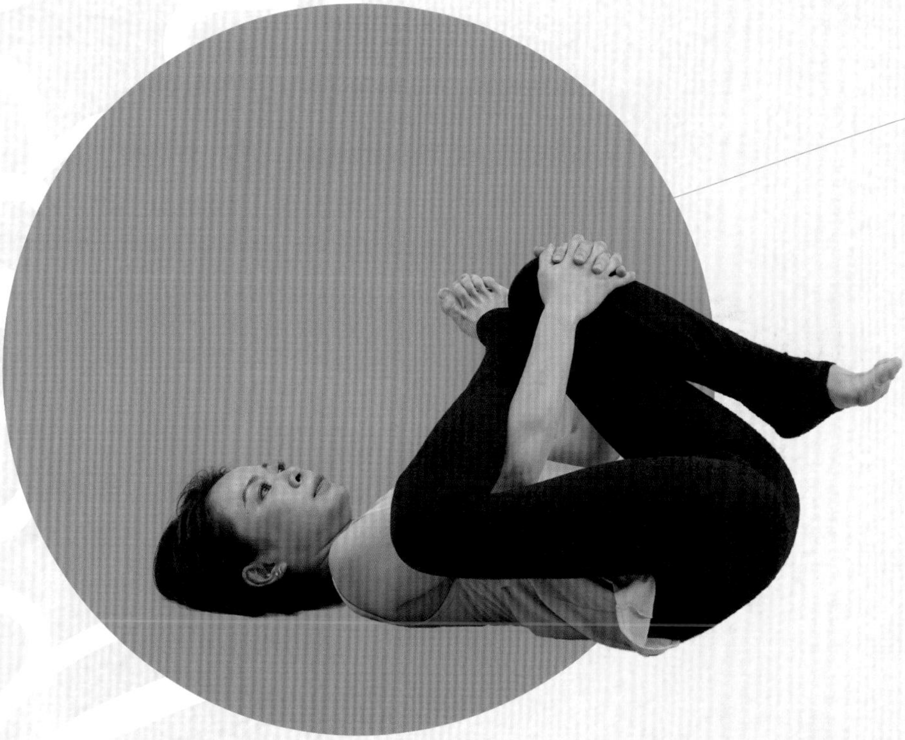

YOGA
— FOR —
MORNING

一早睡醒時

— 請試著這樣做 —

「脊椎」對身體來說很重要，不僅可支撐身體、緩衝壓力，同時也能保護脊髓、神經和內臟器官。整晚的睡眠讓脊椎處於身體不動的狀態，身體的肌肉、筋膜會變得僵硬，這時候需要先喚醒脊椎周圍的肌肉再開始活動，以避免受傷。

練習步驟

1 躺在床上，先抱右腳彎曲，靠近身體。

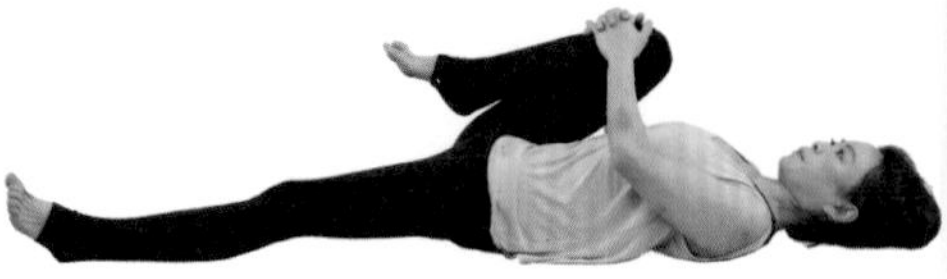

2 雙手抱雙腳靠近肚子。停留五個呼吸。雙腳伸長放回，再改換抱左腳單腳，然後再抱雙腳。

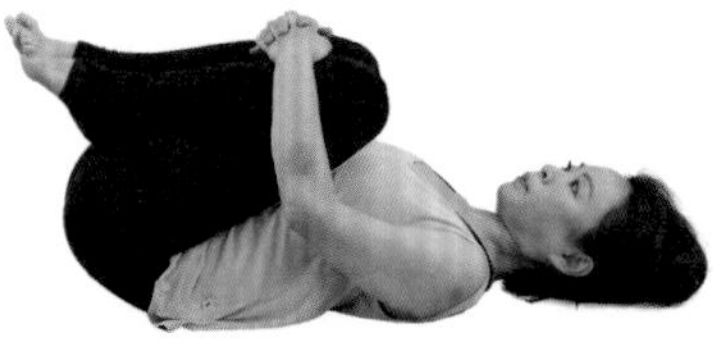

3 抱著雙腳彎曲延伸脊椎，雙腳彎曲 90 度，一起往左邊倒，重複五回。換邊再做五回。

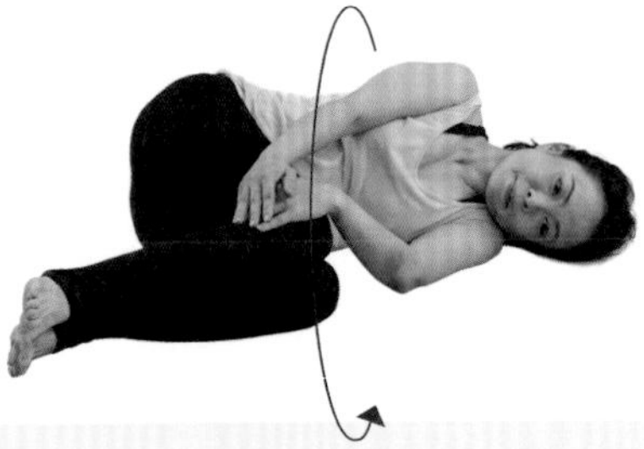

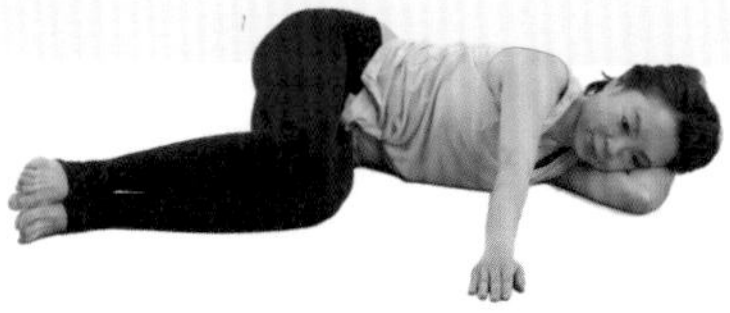

4 旋轉脊椎側躺左邊，左手彎曲枕在左耳下，雙腳彎曲 90 度，右手伸長到胸部前方。

5 吸氣，右手往上拉到頭頂處。

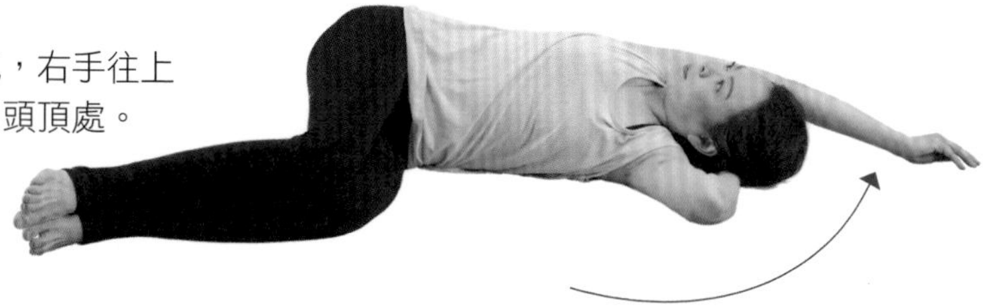

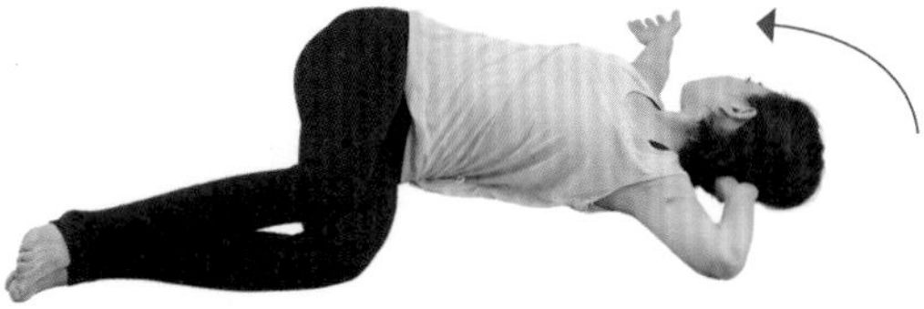

6 吐氣，繼續往背後畫半圈。

7 吸氣，讓右手往回上拉到頭頂。

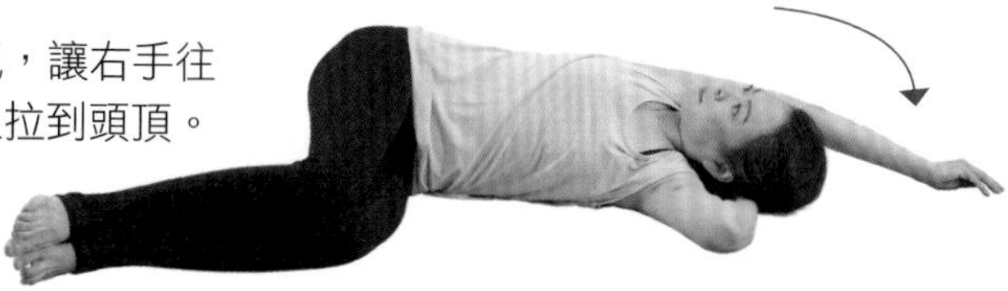

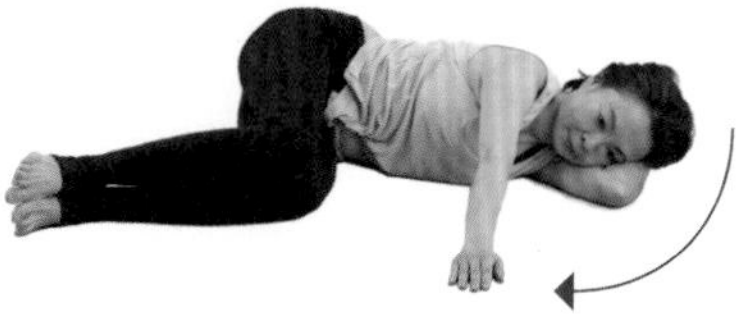

8 吐氣，再往前拉回胸前，重複五回。換邊做。

YOGA
— FOR —
NIGHT

晚間睡覺前

—請試著這樣做—

失眠或越來越晚睡，早上起來就越累，這都是是現代人常有的問題和通病，造成失眠的原因有很多，脊椎歪斜跟肌肉緊繃都是影響睡眠主要的因素。工作忙碌了一天，在睡前伸展脊椎、放鬆筋膜和肌肉，都可以幫助我們更好入睡與提高睡眠品質。

練習步驟

1 坐在椅子或床緣，右腳放在左腳膝蓋上。

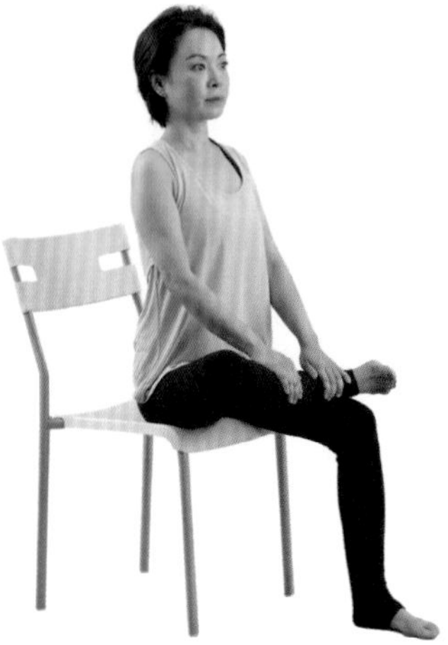

2 身體往前靠，伸展臀部，放鬆髖關節。然後再換邊做。

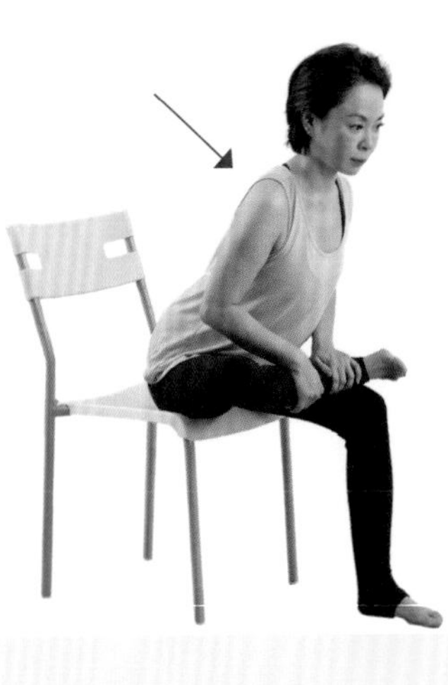

3 躺姿，三次吸氣，身體上下延伸拉長，伸伸懶腰。

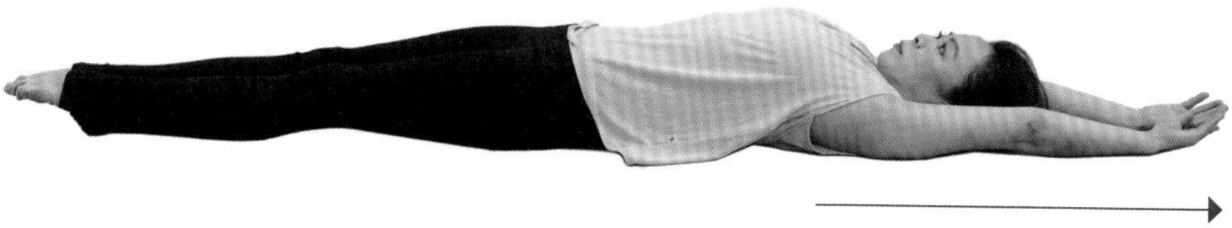

4 卷卷麻花腳 ：躺姿，雙腿屈膝拉向身體，右手彎曲枕在右耳下，雙腳倒向左邊，左手拉住膝蓋，停留三分鐘。換倒左邊也停留三分鐘。

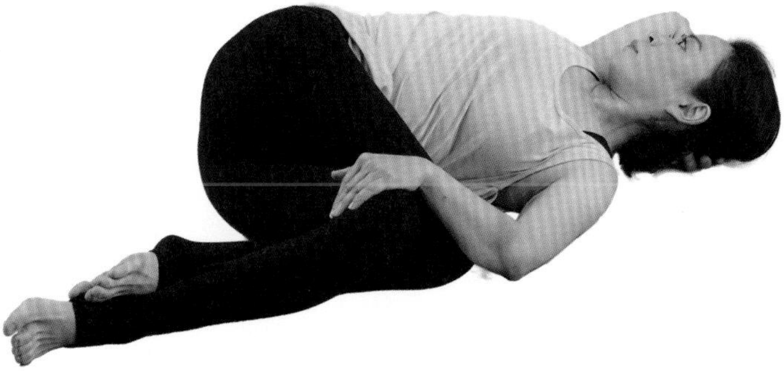

YOGA
— FOR —
NOON

中午吃飽後

—請試著這樣做—

大多數的人中午吃飯都屬於比較緊張的狀態，一吃飽就馬上坐下來，但這樣其實對消化系統是很不好的。飯後很適合做一些輕度的伸展，可以讓自己保持頭腦清醒，對於消化食物也有幫助，伸展後如果能睡一會兒的午覺，下午精神會更好唷。

練習步驟

01 上下要拉長

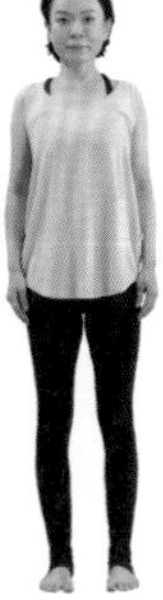

1 站姿，腳與肩同寬。

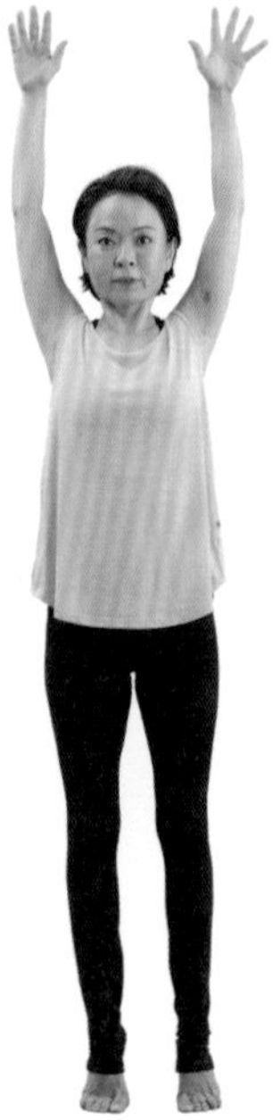

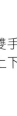

2 吸氣，雙手向上延伸拉長。

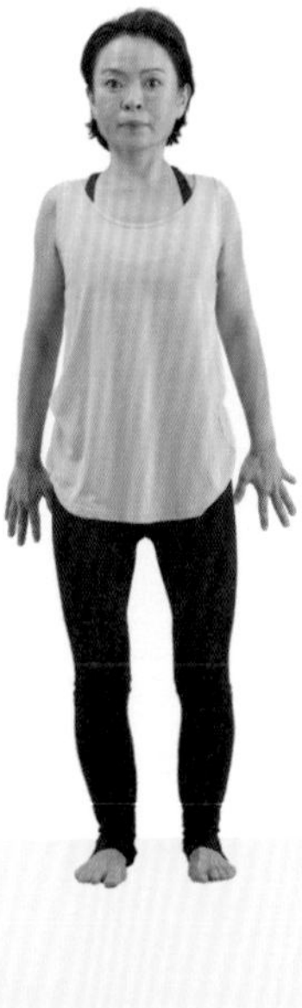

3 吐氣，膝蓋蹲，雙手往下往後延伸，上下一組，共做五回。

02 左右側身延展

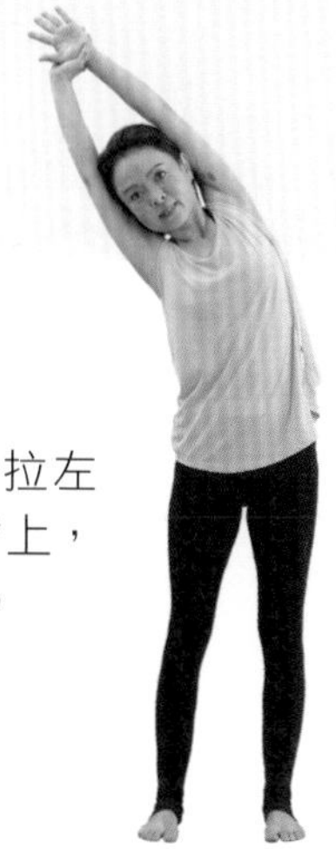

1 雙手拉高過頭，右手拉左手腕，頭靠在右手臂上，吸氣時骨盆往左邊推。

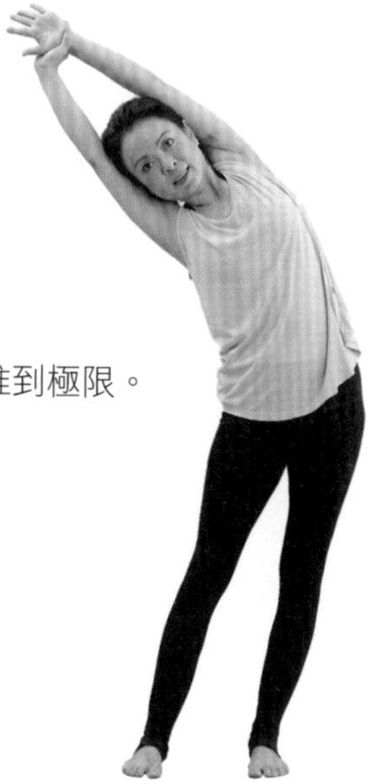

2 再往下推到極限。

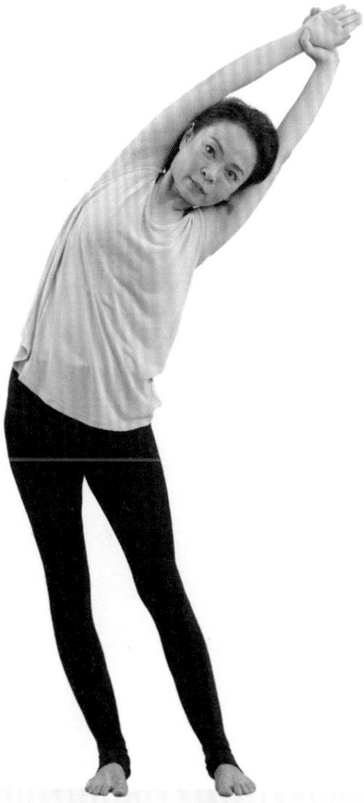

3 吐氣，保持身體不動，骨盆再回正（身體還是側躺在手臂上），重複五回。換邊，一樣重複五回。

03 抓手開蓋子

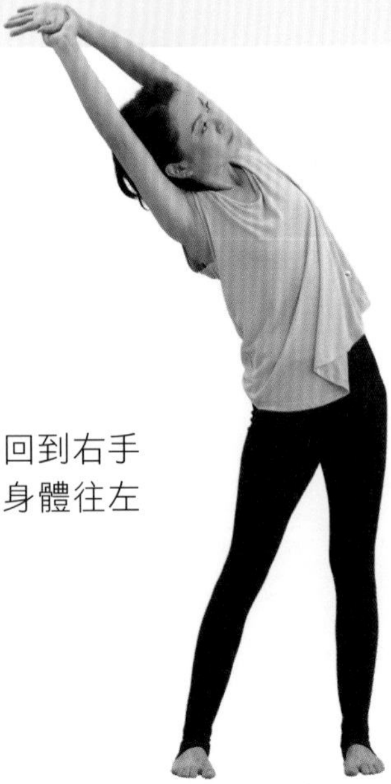

1 保持手高舉過頭，回到右手拉左手腕，吸氣，身體往左上方打開來。

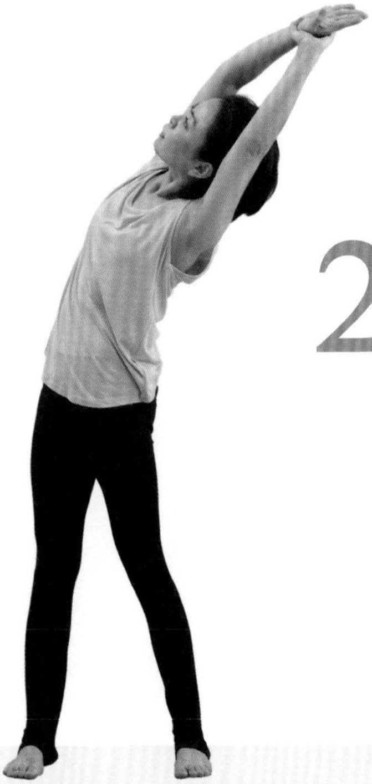

2 吐氣，再回到正面，搭配呼吸重複這樣的循環五回。換邊，一樣重複五回。

04

扶桌拉後背

1 雙手打開與肩同寬扶在辦公桌的桌緣，上半身與地板平行延伸背部，停留八個呼吸。

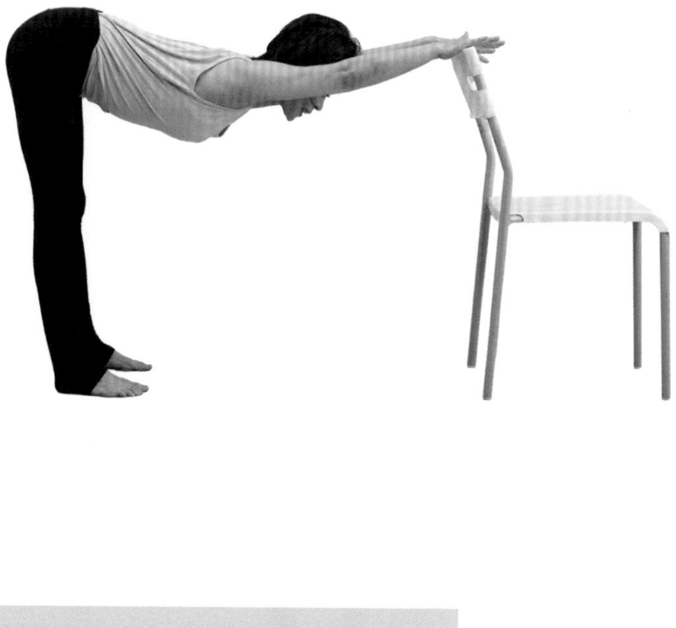

POINT

- 這 4 組動作可以最好全部都做，時間不夠的話，就做其中 1-2 組也可以。
- 和同事一起把身體拉一拉，就能提振精神。
- 下午茶休息的時間做也可以唷。

YOGA FOR WORKING

上班時感到肩頸痠痛

—請試著這樣做—

許多上班族都經常面對著電腦螢幕，長期固定打電腦的姿勢加上緊張的工作情緒，最容易產生肩頸痠痛的問題，往往肩頸痠痛也會連帶產生下背痛的情況，適時的在工作之餘，站起來伸展讓肩背活動一下，可以預防與舒緩肩頸痠痛的發生。

練習步驟

01 靠椅深呼吸

1 深坐在椅子上，背部靠在椅背，雙手十指交扣放於後腦勺。

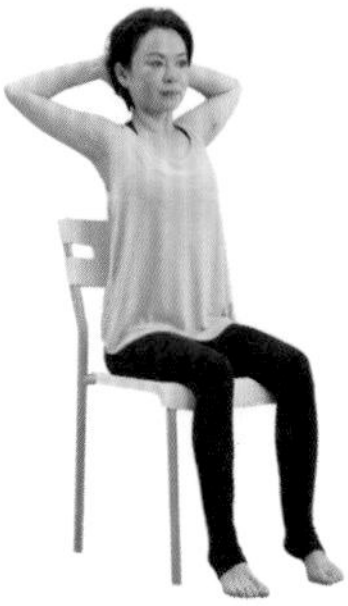

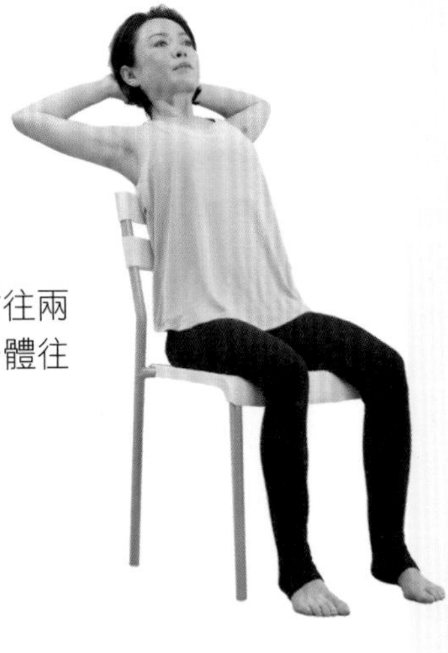

2 吸氣，手肘往兩側拉開，身體往後靠。

3 吐氣，手肘靠近耳朵，頭低、拱上背。重複步驟 1~3，做五回。

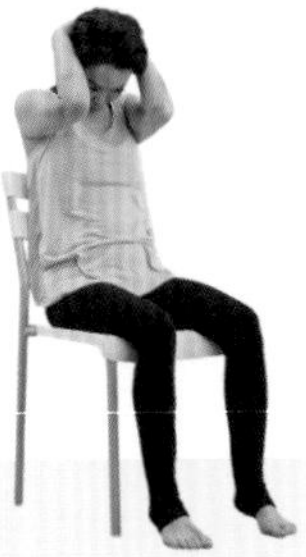

02 坐姿扭轉

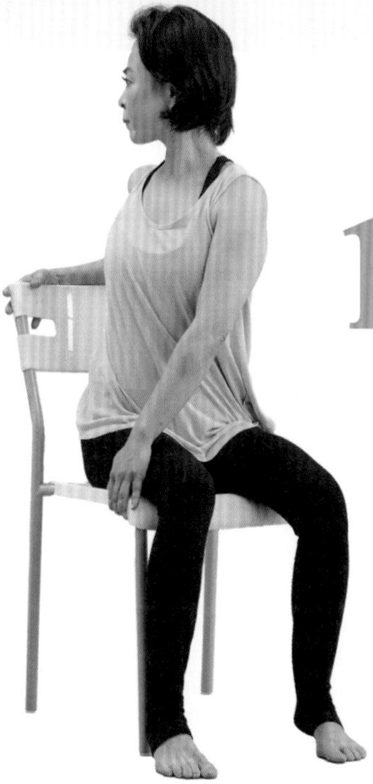

1 椅子坐 1/3，頭往右後方轉，左手扶椅墊，右手扶椅背，扭轉，停留八個呼吸後回正，換邊做。

03 開腳向下捲

1 雙腳打開，吐氣，一節一節從頸椎、胸椎、腰椎往下捲，再一節一節捲回坐姿，做五回。

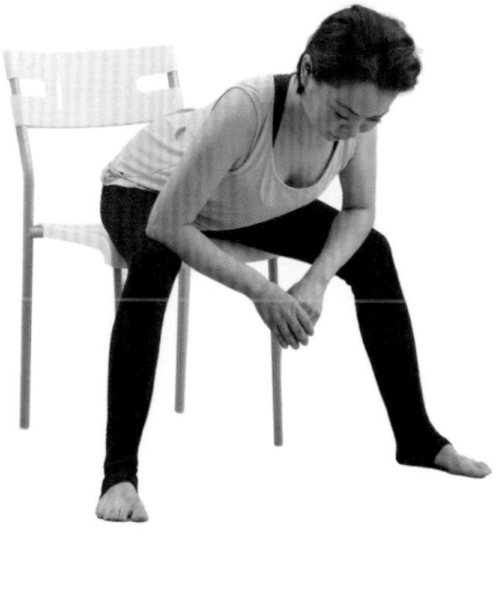

04 轉轉麻花手

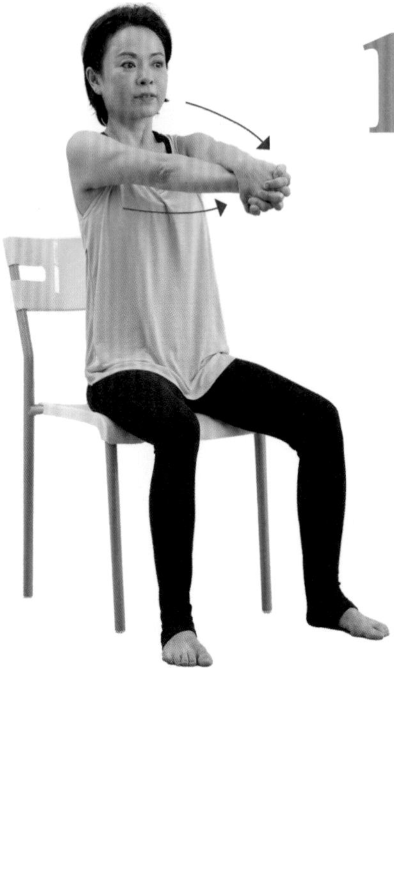

1 雙手反掌互扣，往內轉向自己，雙手一起上下移動、一起畫圓。一共五回，換邊。

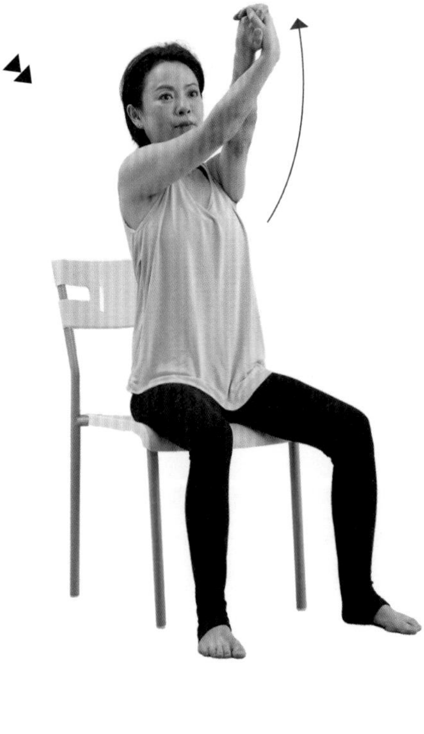

05
反手向下壓

1 雙手反轉壓著椅墊，伸展、延長背脊，停留五個呼吸。

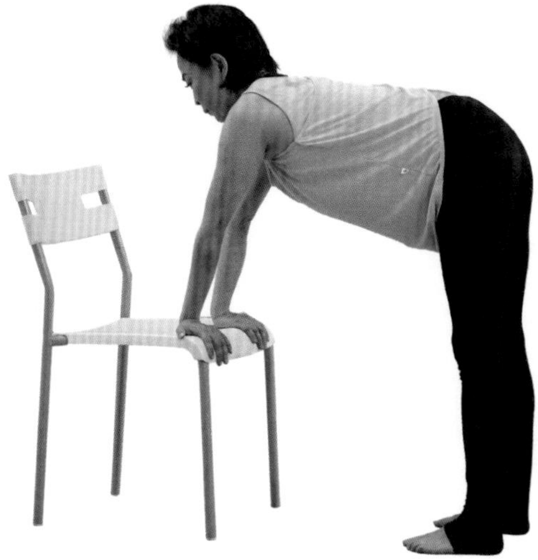

POINT

- 這五組動作可以最好全部都做，時間不夠的話，就做其中 1-2 組也可以。
- 肩頸痠痛時，只要 5 分鐘，起身動一動，就能改善喔。

YOGA
— FOR —
DAILY LIFE

雙腳水腫、腫脹時

— 請試著這樣做 —

現代人不是坐太久就是站太久，水腫已經是生活中很常見的一種症狀，不僅會讓身材看起來很臃腫，更會伴隨著各種的不適。大腿兩側鼠蹊處有我們下肢淋巴主要的通道，動動髖關節、活動骨盆周圍的肌肉群，都可以幫助改善我們水腫的問題。

練習步驟

01 正弓箭步

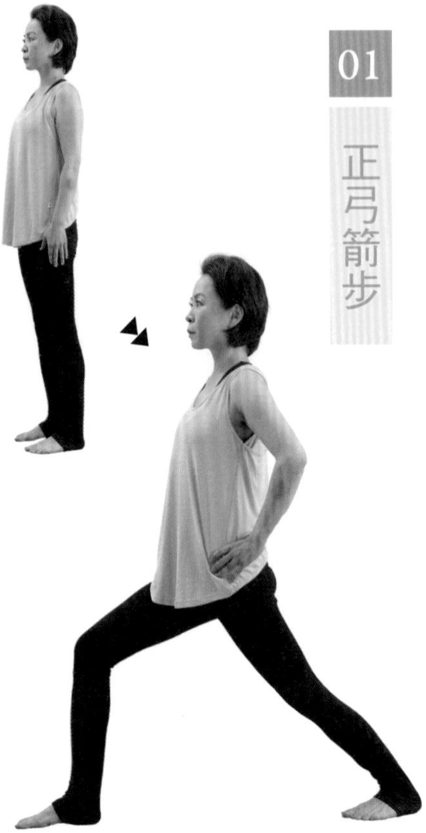

1 站姿，右腳往前踩一大步，吐氣，前腳膝蓋彎曲到 90 度，吸氣回來，做正弓箭步，重複八回。

02

側弓箭步

1 站姿，吐氣，左腳伸直，右腳往外延伸拉長；吸氣回正，吐氣，換邊做，重複五回。

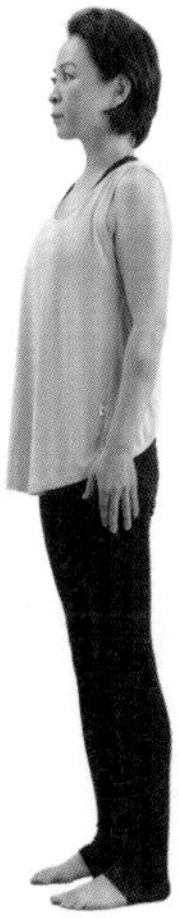

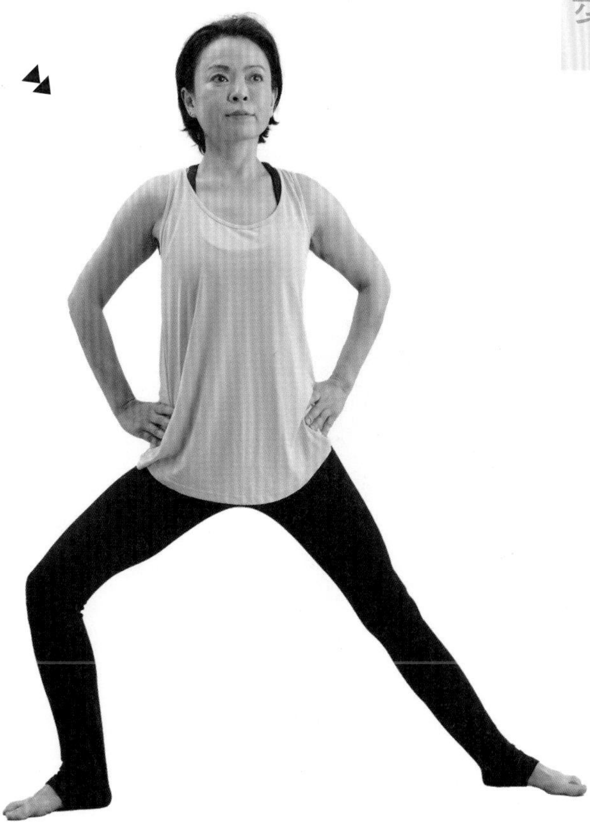

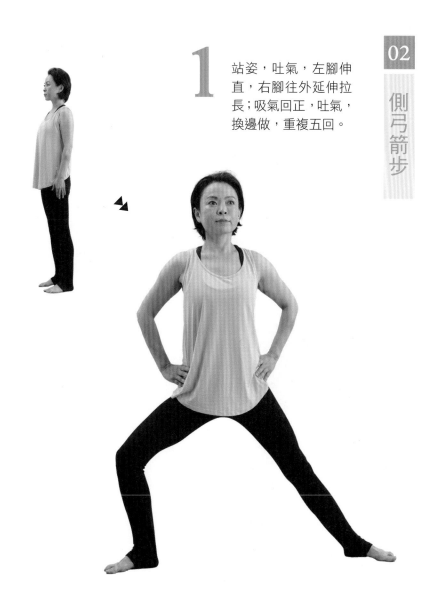

03 轉動髖關節

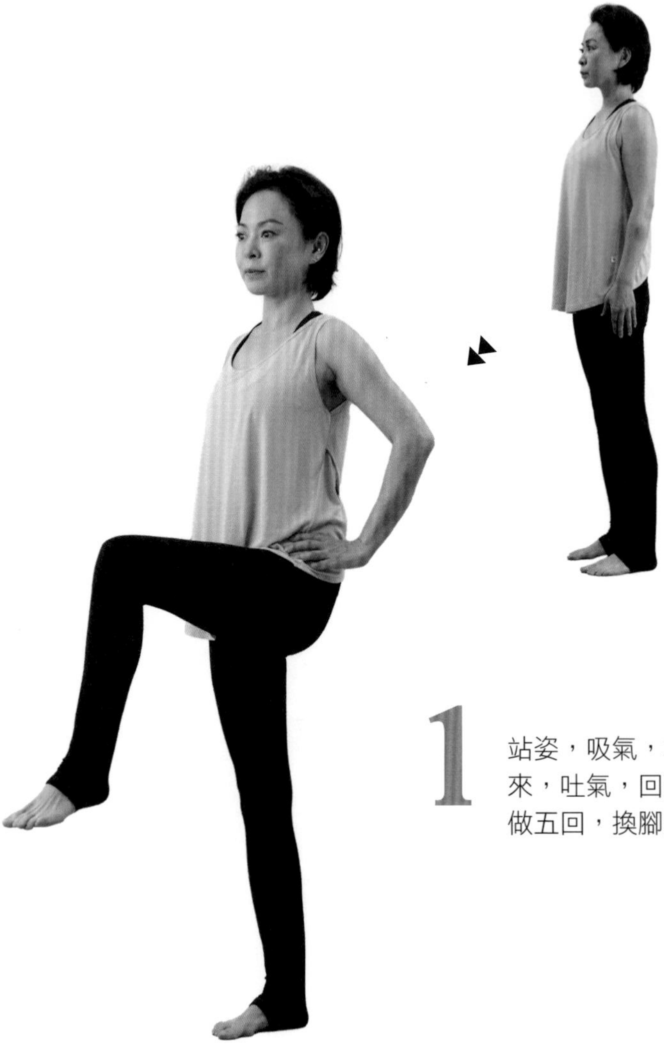

1 站姿，吸氣，右腳抬起來，吐氣，回到原位，做五回，換腳練習。

04
超人要起飛

1 手腳向外打開，吐氣，掂起腳尖，感覺像是手腳一起離開地面，吸氣，再回到原位，重複八回。

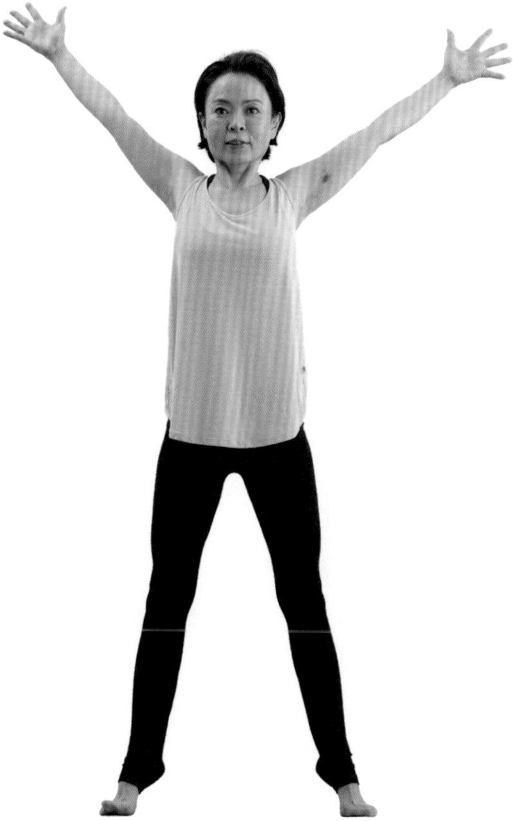

YOGA
— FOR —
DAILY LIFE

經前症候群：腰痠、頭痛時

——請試著這樣做——

經前症候群常感到腰痠、頭痛、下腹痛等等，是女孩們常有的困擾，大多數的原因會出在骨盆歪斜與體寒所造成，這時候要由內而外一起調理，保持腹部與子宮的暖和，讓歪斜的骨盆回到應有的位置，加上伸展大腿內側的肌肉群，都會對這樣的不適有很大的幫助。

練習步驟

01 床上拉腎經

1 雙腳打開劈腿，雙腿往兩側打開，停留 5 分鐘。

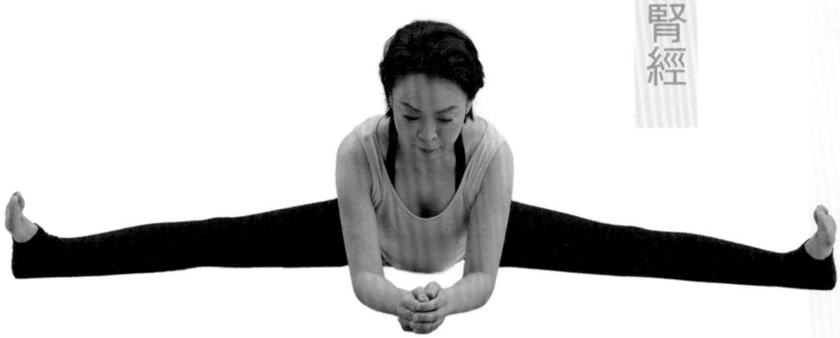

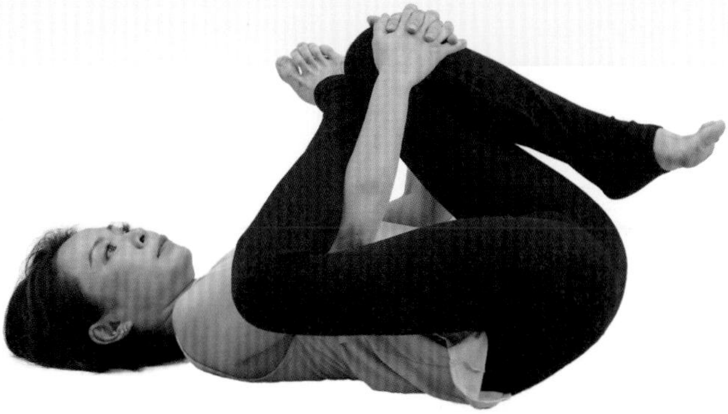

02 雙腿抱一抱

1 躺在床上，左腳屈膝，右腳彎曲靠在左腳上，雙手抱著左腳往身體拉，停留 3 分鐘，換腳。

03 蝴蝶腳開合

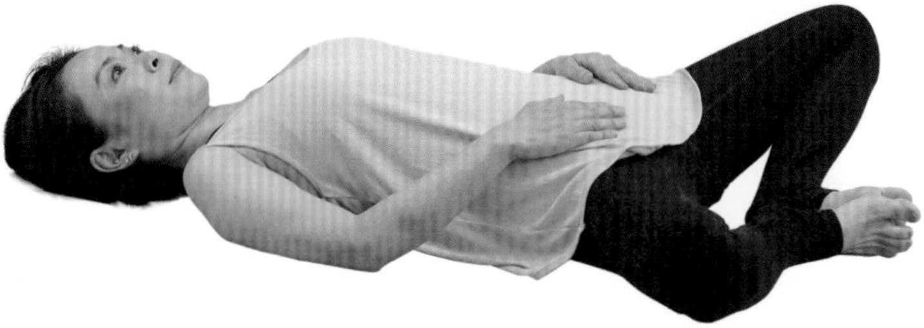

1 躺在床上，雙腳彎曲，腳掌相對，雙腿膝蓋往外張開，停留 5 分鐘。

04
快樂小寶貝

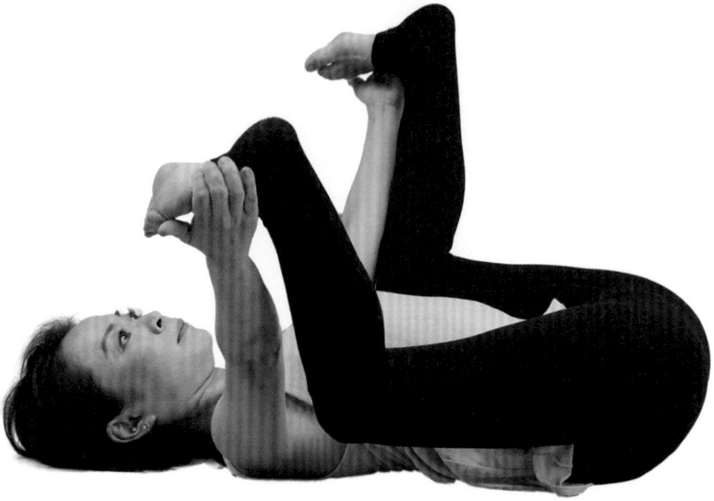

1 躺在床上，右手抓住右腳板，左手抓住左腳板，彎曲膝蓋靠近地板，停留 5 分鐘。

05

麻花腳伸展

1 躺在床上，右腳交疊在左腳大腿上，往左邊倒，停留五分鐘。

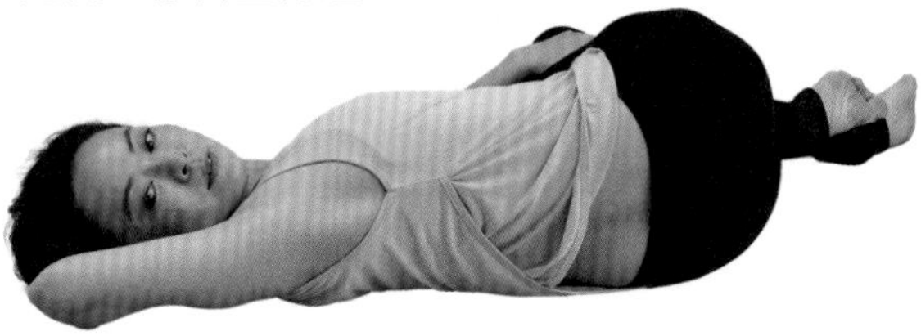

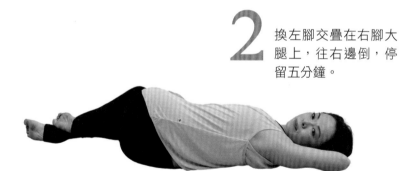

2 換左腳交疊在右腳大腿上，往右邊倒，停留五分鐘。

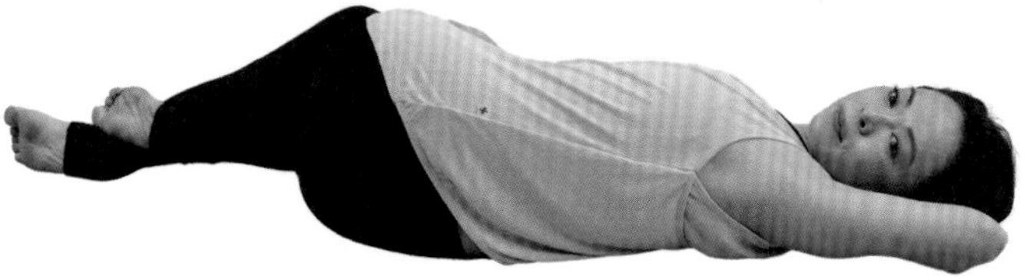

POINT

- 這些動作不需要等到經前症候群來報到時再做，平常做就可以善加保養。

YOGA
— FOR —
DAILY LIFE

眼睛痠、頭痛時

—請試著這樣做—

使用電腦過久，會讓眼壓升高；過度的思考與用腦過多則會讓頭皮產生緊繃的情形，這樣一來就容易會有眼睛痠跟頭痛的問題，嚴重時更會影響到睡眠品質。這時候需要放鬆頭皮的筋膜與放鬆眼睛裡面的主要肌肉，這樣就能有效舒緩眼睛酸跟頭痛的問題唷。

練習步驟

01 頭皮按一按

1 放鬆手腕，用指腹來按摩頭部，從頭頂往兩側移動，按摩整個頭皮。

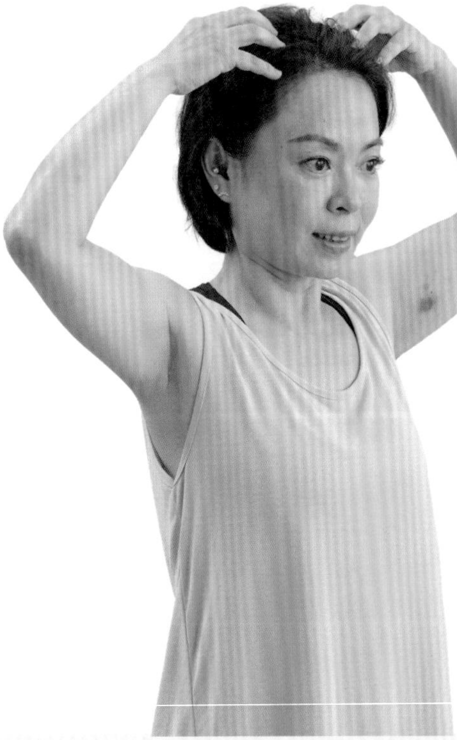

02 眼窩按一按

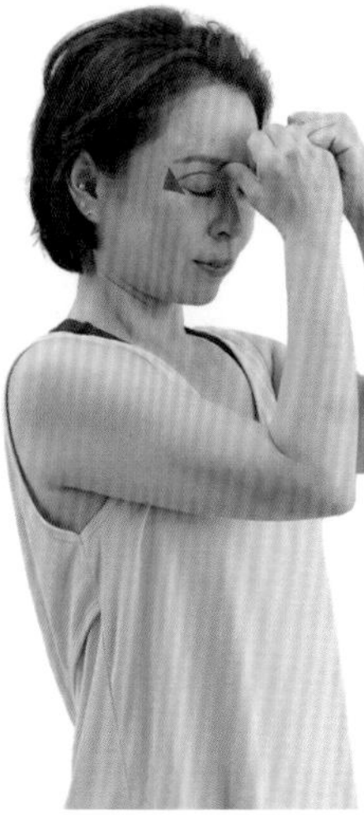

1 雙手均彎曲食指，用指關節，從眼窩往眼尾的方向定點按壓，每個位置停留 3 秒鐘。

03 上下左右看

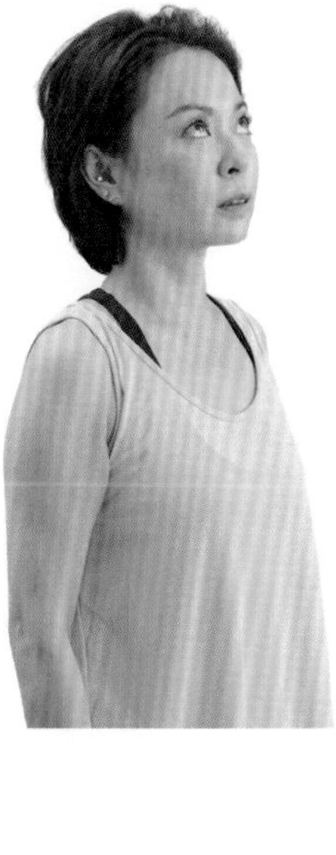

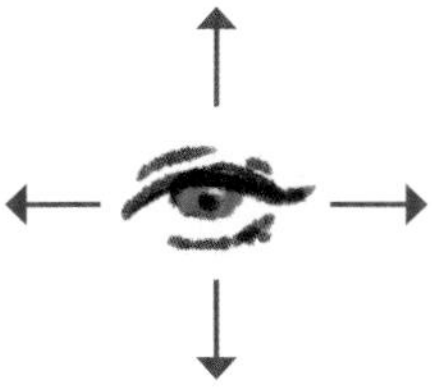

1 注意不要移動脖子，眼球往上、下、左、右、各停五秒。然後眼球順時針及逆時鐘慢慢畫圈轉，各轉三圈。最後閉上眼睛，雙手摩擦生熱捂著眼睛 10 秒鐘。

04 耳朵拉一拉

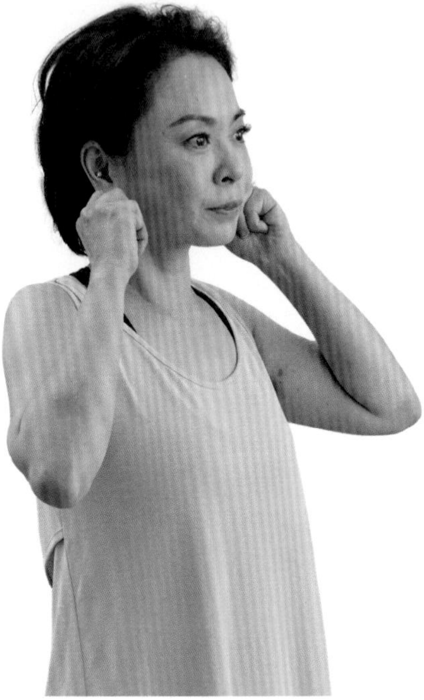

1 雙手搓揉雙耳直到感到熱感，沿著耳朵外緣，由耳垂往外側拉長，共五次。

05 抱頭拉頸部

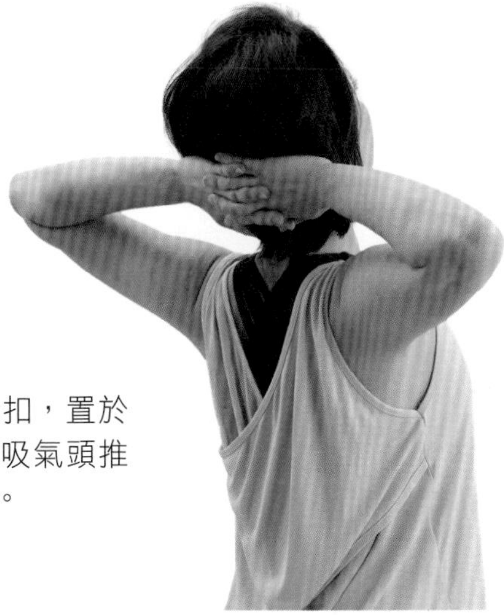

1 雙手十指互扣，置於後腦勺上，吸氣頭推手掌往後躺。

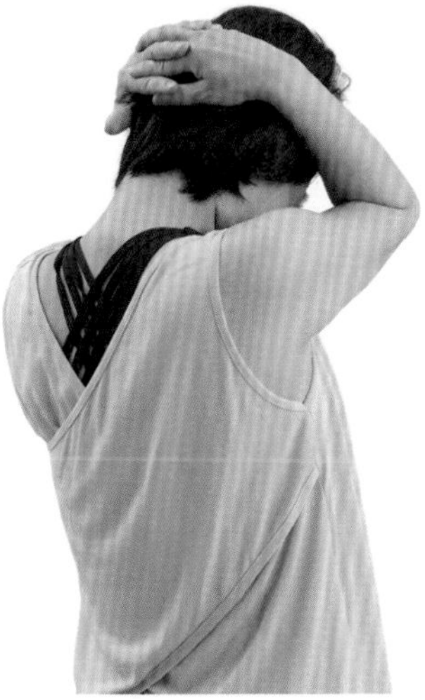

2 吐氣，手肘抱靠近雙耳，頭低，來回共做五回。

YOGA
— FOR —
DAILY LIFE

刷牙刷出美腿與蜜桃臀

透過早晚刷牙的幾分鐘時間，也可以緩醒脊椎與骨盆周圍的肌肉群，雖然只有短短的的幾分鐘活動踝關節、膝關節與髖關節，但同時可以鍛鍊到腿部與臀部的肌肉群，只要利用一點點刷牙的小時光，也可以打造出美腿與蜜桃臀唷。

練習步驟

01 內外八掂腳

1 腳踩內八，吸氣掂起腳。

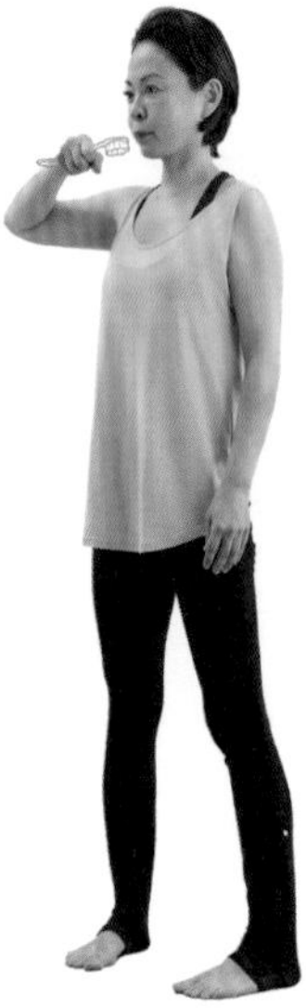

2 吐氣，膝蓋微彎，來回共做五回。

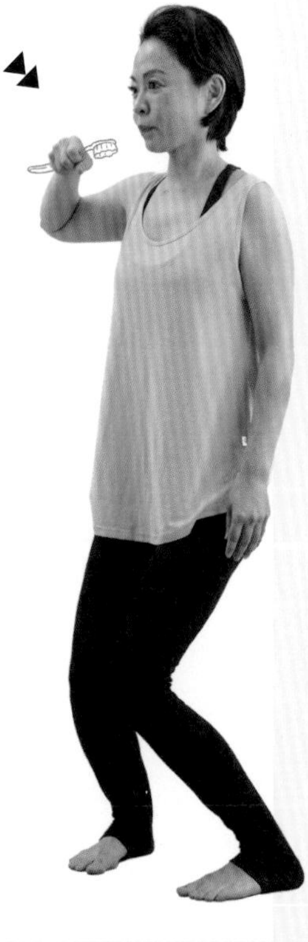

02 單腳往後拉

1 站姿，吸氣左腳往前抬高到 90 度。

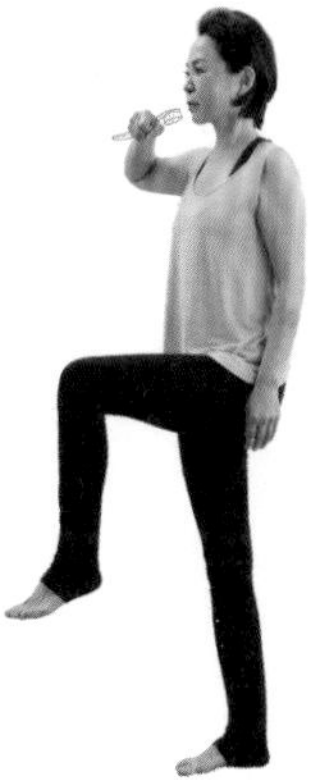

2 吐氣，左腳往後拉長，來回共做五回；換邊。

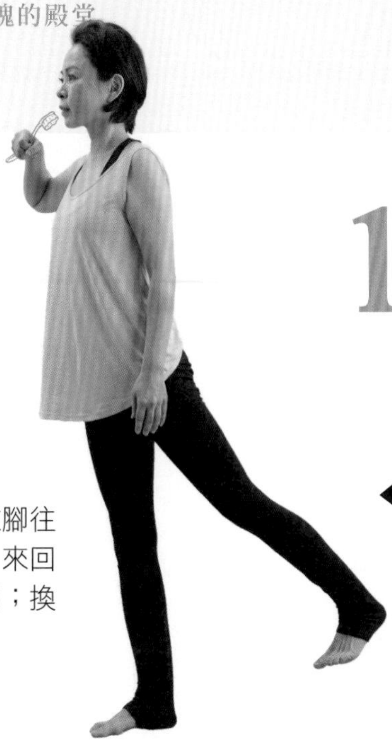

03 踩馬桶蹲蹲

1 右腳輕站在馬桶上。

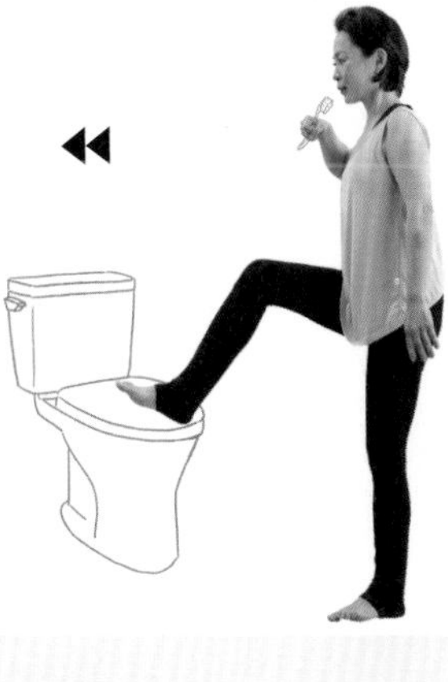

2 吐氣，膝蓋微彎，來回共做五回，換邊。

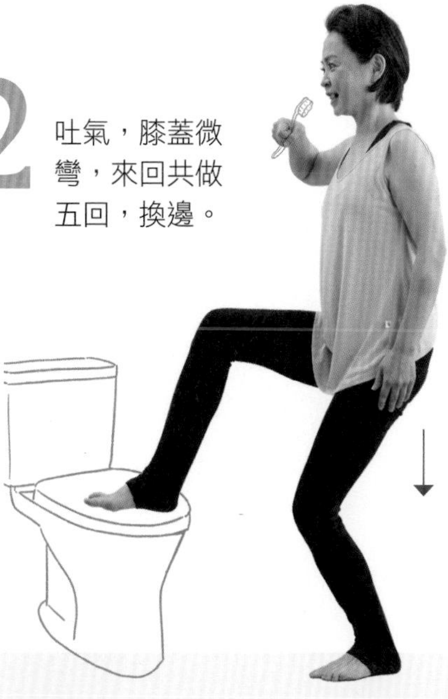

YOGA
— FOR —
DAILY LIFE

把每一天的打掃都當作在練瑜伽吧！

瑜伽講求覺知，當你做完家事時，你感受到什麼呢？通體舒暢？還是全身腰痠背痛呢？打掃既能減肥又鍛鍊喔。平常使用吸塵器或是掃把打掃時，要維持正確的姿勢，也試著，在你打掃的時候，有覺知的去體會感受身體每一個部位的移動，試著打開你的感受，去體會在移動的過程中，你是放鬆的嗎？這樣不僅比較不會肌肉拉傷、閃到腰，還能同時鍛鍊肌肉、消耗熱量唷。

使用吸塵器時盡量維持挺胸，延伸身體：找到身體的重心，多活動彎伸膝蓋來打掃，來回清潔時，也感受到上半身的延伸。

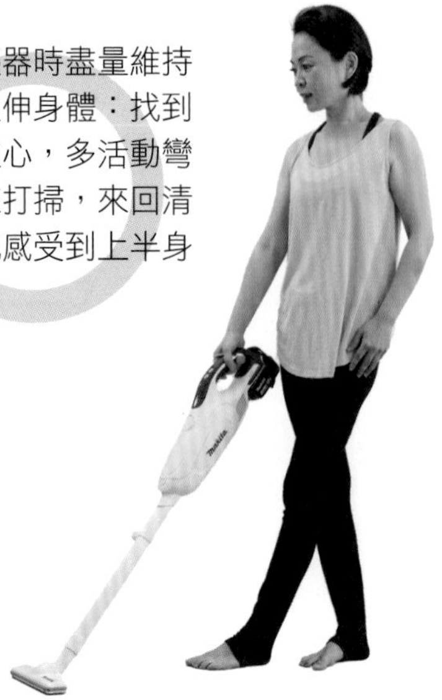

重心過度前傾，彎腰駝背，這樣很容易造成腰受傷唷。

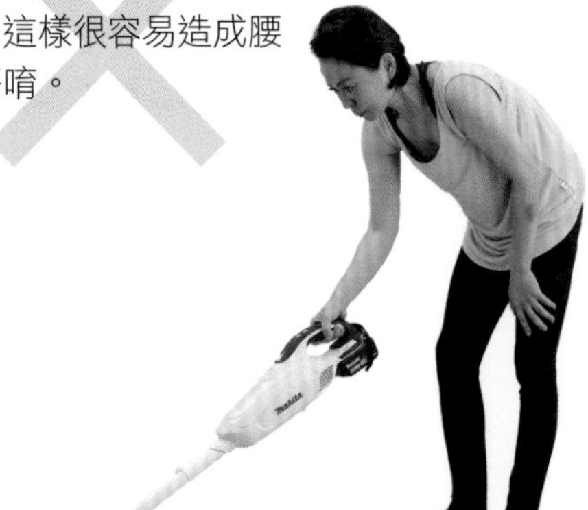

YOGA
— FOR —
DAILY LIFE

衣服晾一晾，肩頸鬆一鬆

許多主婦都說，晾掛衣服的動作會讓肩頸痠痛，事實上痠痛的原因是由於頸部延伸到肩膀的斜方肌太過於僵硬，失去柔軟度而疼痛，曬衣架的高度不能過高，不要高於你伸長手可以搆到的高度，吊掛衣服的姿勢也要正確，才能避免產生肩頸痠痛或是媽媽手唷。

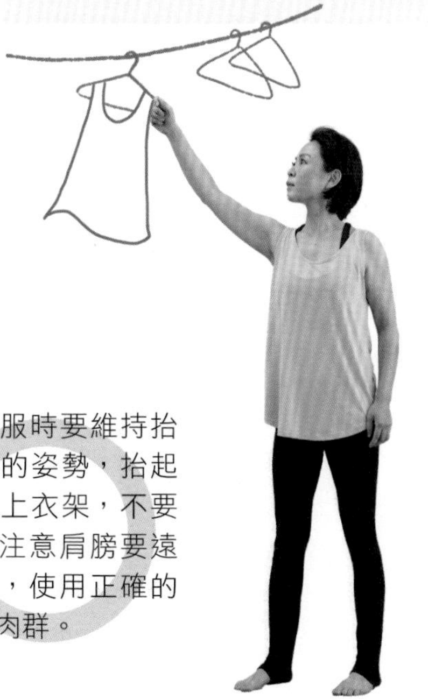

晾掛衣服時要維持抬頭挺胸的姿勢，抬起手臂掛上衣架，不要聳肩，注意肩膀要遠離耳朵，使用正確的肩胛肌肉群。

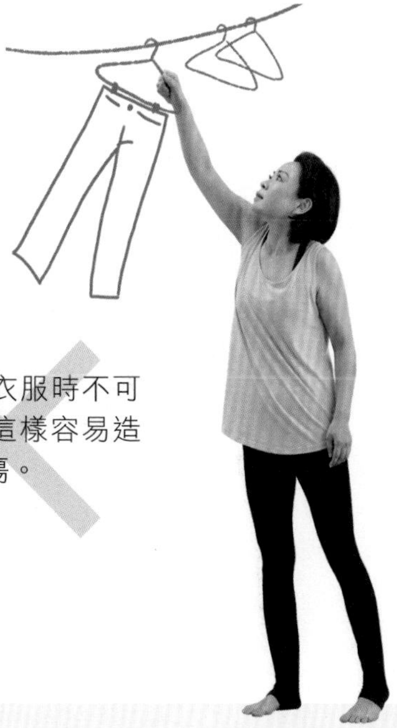

手抬高掛衣服時不可聳肩唷，這樣容易造成肌肉拉傷。

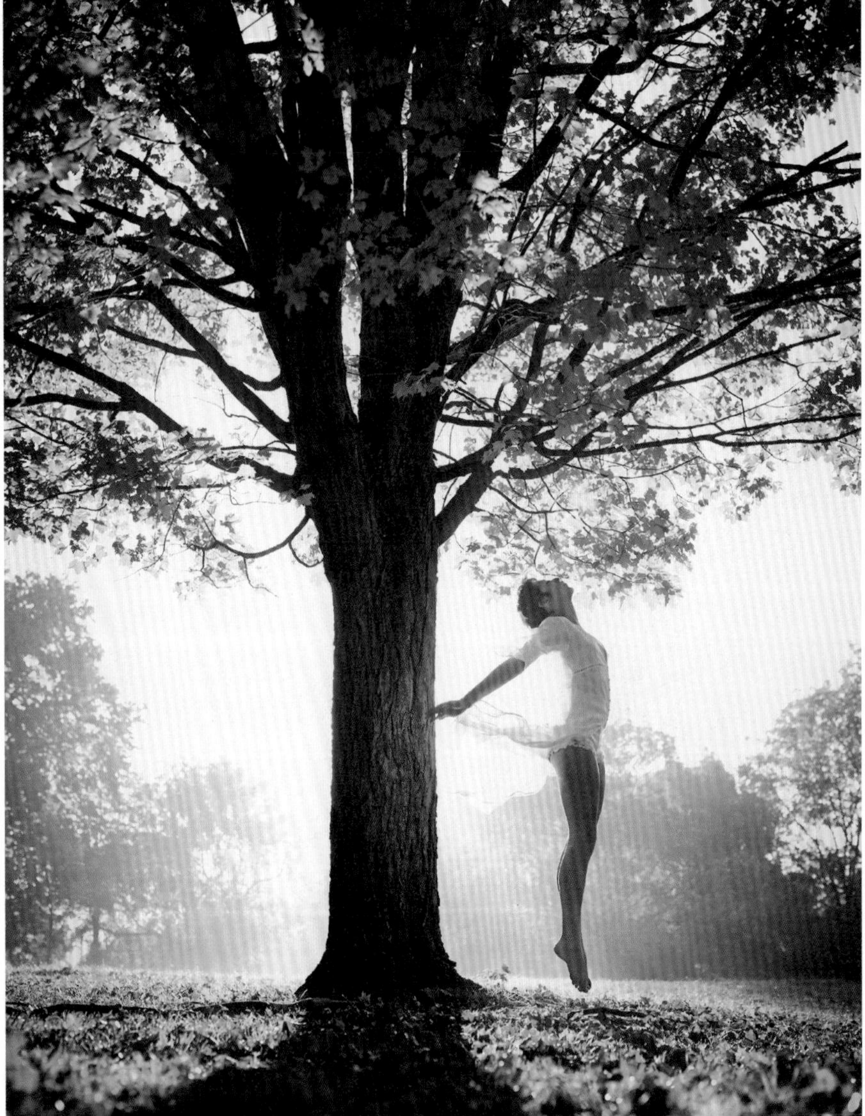

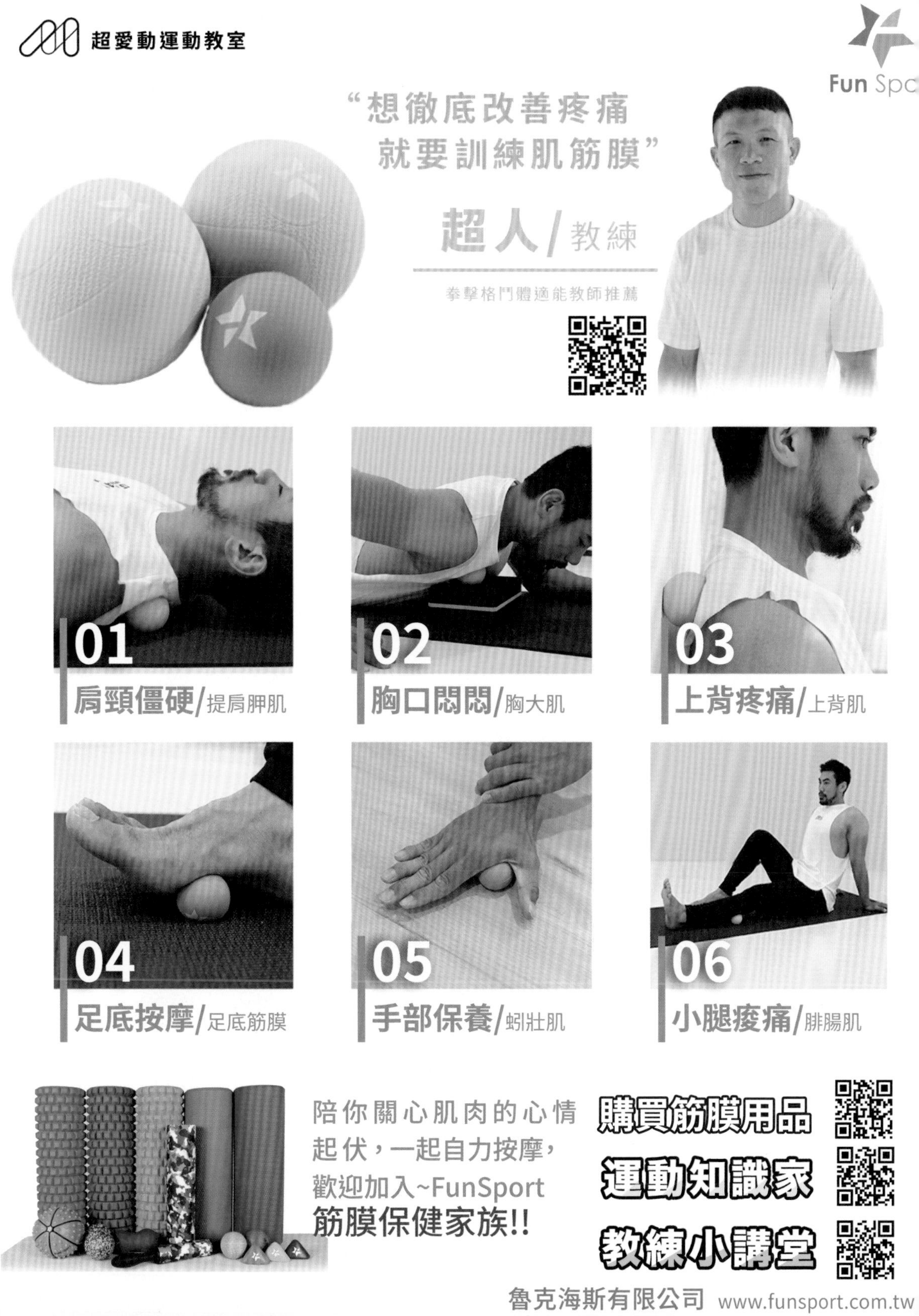
超愛動運動教室
Fun Spo
"想徹底改善疼痛
就要訓練肌筋膜"
超人/教練
拳擊格鬥體適能教師推薦
01
肩頸僵硬/提肩胛肌
02
胸口悶悶/胸大肌
03
上背疼痛/上背肌
04
足底按摩/足底筋膜
05
手部保養/蚓狀肌
06
小腿痠痛/腓腸肌
陪你關心肌肉的心情
起伏，一起自力按摩，
歡迎加入~FunSport
筋膜保健家族!!
購買筋膜用品
運動知識家
教練小講堂
魯克海斯有限公司 www.funsport.com.tw

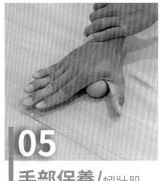

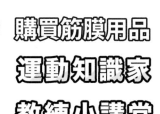

3 分鐘
鬆鬆筋膜・解痛伸展

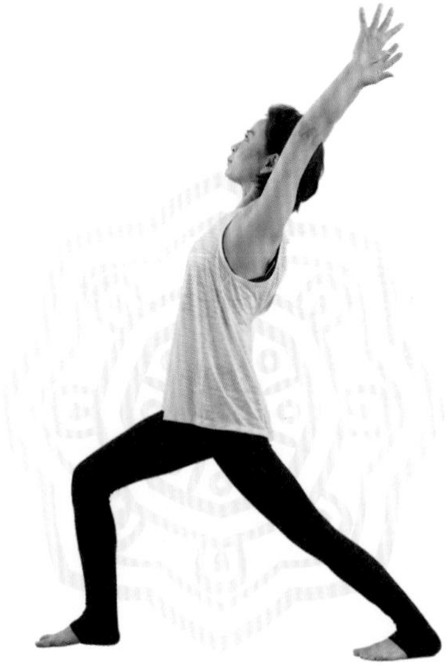

作　　者：王羽暄
主　　編：黃佳燕
封面設計：比比司設計工作室
內頁編排：王氏研創藝術有限公司
印　　務：黃禮賢、李孟儒

出版總監：林麗文
副 總 編：梁淑玲、黃佳燕
行銷企劃：林彥伶、朱妍靜

社　　長：郭重興
發行人兼出版總監：曾大福
出　　版：幸福文化出版
地　　址：新北市新店區民權路 108-2 號 9 樓
網　　址：https://www.facebook.com/happinessbookrep/
電　　話：(02) 2218-1417
傳　　真：(02) 2218-8057

發　　行：遠足文化事業股份有限公司
地　　址：231 新北市新店區民權路 108-2 號 9 樓
電　　話：(02) 2218-1417
傳　　真：(02) 2218-1142
電　　郵：service@bookrep.com.tw
郵撥帳號：19504465
客服電話：0800-221-029
網　　址：www.bookrep.com.tw

法律顧問：華洋法律事務所 蘇文生律師
印　　刷：通南彩色印刷有限公司

初版一刷：2021 年 05 月
定　　價：400 元

國家圖書館出版品預行編目資料

3 分鐘鬆鬆筋膜 . 解痛伸展 / 王羽暄著 . -- 初版 . -- 新北市 : 幸福文化出版社出版 : 遠足文化事業股份有限公司發行 , 2021.05
ISBN 978-986-5536-57-2(平裝)
1. 肌筋膜放鬆術　2. 運動健康
418.9314　　110006024

幸福
文化